眼科医が警告する
視力を失わないために
今すぐやめるべき39のこと

平松 類

JN067315

SB新書
630

はじめに

視力改善のために、毎日ブルーベリーのサプリを飲んでいる。
同じ目薬を1カ月以上使っている。
目の紫外線対策のために、2年以上前に購入したサングラスをかけている。
目を清潔に保つため、毎日目を洗っている。
目を揉むと、目の疲れが吹き飛ぶ感じがして気持ちがいい。

これらの習慣、実は、すべて「間違い」です。
きっと驚かれた方が多いと思いますが、世間の常識は眼科専門医の非常識——こういっても過言ではないほど、誤った目の健康法・健康情報がはびこっていると感じます。

健康産業のマーケティング戦略による誇張表現や誤謬《ごびゅう》。素人の「何となくの思い込み」や、専門的な知識・情報に対する、ふんわり、ざっくりとした理解、誤解。

これらにより、自分ではよかれと思って続けている習慣が、実は科学的根拠に乏しい、それどころか目の健康を損ねかねない危険なものである場合も少なくありません。

私は眼科専門医として、日々、さまざまな目の不調を抱える患者さんと接しています。ただ、多くの人にとって病院という場所は、何かしら具体的な不調を自覚して初めて訪れる場所です。本当は年に一度くらいは定期検診を受けてほしいところなのですが、どうも眼科は軽視されがちのようです。

残念なことに、定期的に診ていれば防げた、進行を遅らせることができたというケースに出会うこともしばしばです。中には、失明に直結する目の疾患を、患者さんが「いよいよ老眼が始まった。加齢現象だから仕方ない」と放置していたために治療が手遅れになってしまった……といった深刻なケースもあります。

何となくの思い込みや、ふんわり、ざっくりとした理解では、目の健康を守ることはできません。

また、年齢を重ねれば何かしらの目の不具合は生じるものですが、それによる日常生活の支障は、医師と患者さん自身の選択次第で最低限に抑えることができます。

つまり、健康全般に言えることですが、目の健康においてもみなさんの主体性が欠かせないのです。

もちろん一般の方々に、医師と同等の知識を求めるつもりはありません。最低限「正しい基礎知識」を身に付けることで、医師との共通言語を獲得し、コミュニケーションをとれるようになることを目指してください。

本書では、特に勘違いされがちな目の健康法、健康情報を取り上げました。

一人でも多くの方が、ありがちな「誤った情報」と引き換えに「正しい知識」を取り入れ、主体的にご自身の目の健康を守っていく力をつけることができるよう、本書がそのきっかけになれたらと願っています。

目次　眼科医が警告する視力を失わないためにすぐやめるべき39のこと

第1章

ちまたに溢れる「目の健康常識」は眼科専門医の非常識

03

○ 近くでものを見ると目が悪くなる

× 暗いところでものを見ると目が悪くなる

28

04

○ メガネを使っても近視の進行度合いは同じ

× メガネを使うと近視が進む

34

05

○ 20代からでも老眼は進行している

× 若いうちは老眼にならない

40

06

○ ブルーライトカットメガネはあまり効果がない

× ブルーライトカットメガネをかけているから大丈夫

47

07

○ 「仮性近視」はすぐに改善できる

× 視力は誰でも改善できる

54

08

○ 感染症のリスクや年齢を考慮して視力回復手術を受ける

× 視力を取り戻したいなら、すぐに視力回復手術を受ける

61

09

○ 効果が認められているのはガボール・アイだけ

× 眼トレは、いろんな種類をやればやるほどいい

68

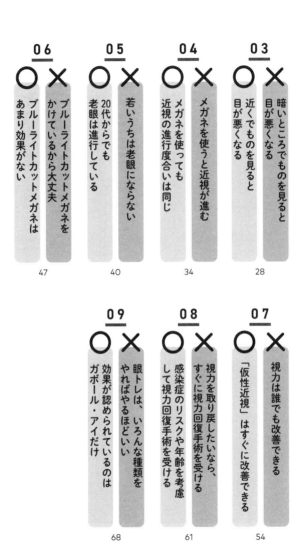

第2章

その習慣、目にとっては「拷問」です

	○	×	
16	リスクを下げるために必要なときだけ使う	ディファイン、カラコンを毎日使っている	102
17	目がかゆいときは目薬を差すか目の周りを冷やす	目がかゆいときは目をこする	105
18	サングラスは2年に一度チェックする	3年以上同じサングラスを使っている	110
19	眼圧を上げないよう、水は少量ずつ飲む	水を一気飲みする	117
20	正しく行えば目の疲労回復には効果的	マッサージやツボ刺激は、視力低下防止や視力回復に効果的	125
21	客観的な判断のために年に一度検診を受ける	目がいいから検診は受けていない	129
22	「約10分で入眠」が健康の目安	寝付きがいいから自分は健康だ	139

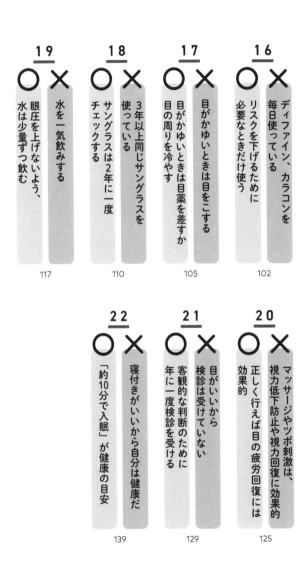

第3章 放っておくと危険な目のサイン

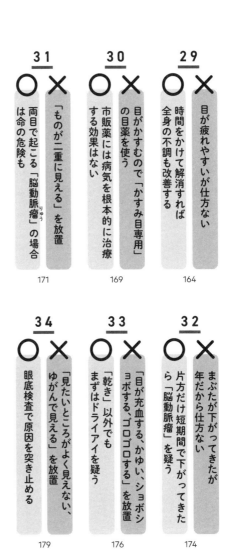

第4章

知らないと危ない「眼科選び」

第1章

ちまたに溢れる「目の健康常識」は眼科専門医の非常識

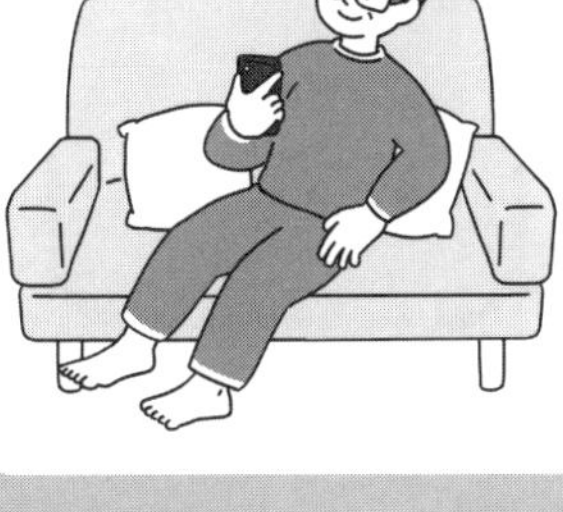

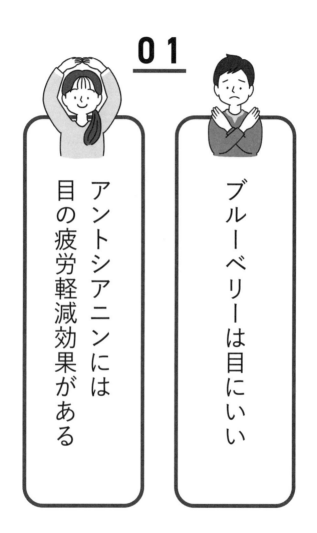

01

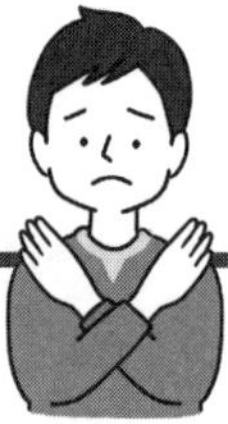

ブルーベリーは目にいい

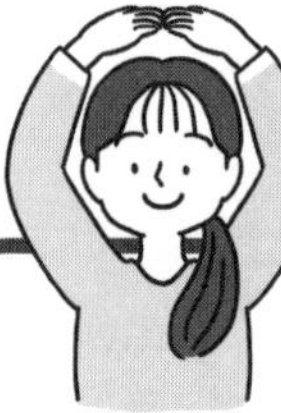

アントシアニンには
目の疲労軽減効果がある

第二次世界大戦時に流された、とある説

「目にいい食べ物」というと、おそらく多くの人が真っ先に思い浮かべるブルーベリーですが、実ははっきりとした科学的根拠はありません。

そもそもなぜ、ブルーベリーが目にいいと言われるようになったかというと、話は第二次世界大戦にまでさかのぼります。当時のイギリス空軍は世界トップクラスで、特に夜間の空中戦では百戦錬磨の戦績を誇っていました。いったい彼らの強さの秘密はどこにあるのか――そこでイギリス軍部が流布したのが、「わが空軍のパイロットは毎日、アントシアニンという成分が豊富なブルーベリーを食べているから夜目が利く」という説だったとされています。

実際、この説を用いて有効性の根拠としているブルーベリーサプリメントもあるので、耳にしたことのある人もいるかもしれません。

ところが、この「ブルーベリーは目にいい」説は二重の意味で都市伝説でした。

まず、イギリス軍が流した説は、本当は「アントシアニンが豊富なブルーベリー」ではなく「ビタミンAが豊富なニンジン」でした。この説は当時、世界的にも支持されており、各国で「ニンジンを食べよう」キャンペーンが張られていたといいます。

この時点で「ブルーベリーは目にいい」説は覆されてしまうのですが、話はこれで終わりません。さらには「ビタミンAが目にいい」というのも、実はイギリスが当時の敵国・ドイツに対して用いたかく乱作戦だったという説があります。

イギリス空軍が強かったのは、戦闘機に夜間レーダーを搭載していたから。これが歴史の真実です。強さの秘密は食べ物ではなく最新テクノロジーであり、「○○を食べると目がよくなる」という説自体が、戦時中に作戦としてバラまかれたエセ情報だったわけです。

ただし、「ブルーベリーは目にいい」という説に、まったく根拠がないわけでもありません。「ニンジンは目にいい」も同様です。

ブルーベリーに多く含まれるアントシアニンには疲労軽減効果があるとされていま

すし、ニンジンに多く含まれるビタミンAが欠乏すると、視力が低下するということも立証されています。

したがって、アントシアニンには目の疲れの軽減、ビタミンAには栄養不足による視力低下の予防の効果が、ある程度期待できます。その意味に限って言えば、「目にいい」と見なしていいでしょう。

「ルテイン」はどうなのか？

近年では「ルテイン」という栄養素も「目にいい」として注目を浴びていますが、やはり視力回復にはつながりません。ルテインに期待できるのは、加齢と共に発症リスクが高くなる「黄斑変性」の予防です。

黄斑は眼球内部の網膜の中心部にあり、そのまた中心（中心窩《か》）には、ものを見るために重要な視細胞が集中しています。この視細胞を構成する栄養素がルテインと「ゼアキサンチン」です。

これらの栄養素が40代を超えて徐々に減少すると、やがて、ものがゆがんで見える、視野の中心が暗くなる、視野が欠ける、視力が著しく低下するなどの症状が出る「黄斑変性」という目の病気になります。

したがって「黄斑変性を予防する」という限定的な意味ならば、ルテインは、ある程度、「目にいい」といえます。ルテインよりは知名度が低いようですが、ゼアキサンチンという成分にも同様の効果があるとされています。

とはいっても、ルテイン単独ではなく、ビタミンC、ビタミンE、亜鉛などを複合的に摂取しているところにルテインをプラスすると、黄斑変性の予防に一定の効果が期待できるというのが世界的な通説です。


ルテインの1日の推奨摂取量は10ミリグラムです。特に濃い緑色の野菜にはルテインが多く含まれており、ケール45グラム、モロヘイヤ75グラム、小松菜130グラム、ほうれん草220グラムほどで、10ミリグラム相当のルテインを摂取できます。

また、卵のルテイン含有量そのものは少量ですが、卵由来のルテインは体内での吸収率が高いといわれています。

ルテインは水に溶けづらく油に溶けやすい脂溶性の栄養素で、熱変性もあまり起こりません。ですから、先に挙げたような野菜の炒めものや卵とじは、効果的にルテインを摂取できる料理といえます。下ゆでなどでルテインが大量に流出したり破壊されたりする心配もありません。

また、ルテインはたくさん摂取すればするほど効果が増強されるわけではありません。しかも、しばらく摂取し続けて血中のルテイン濃度が上がれば、それ以降は、さほど意識的に摂取する必要はなくなります。

となると、わざわざサプリメントを継続的に購入せずとも、日ごろの食生活をちょっと意識すれば十分にルテインを補充できます。

ただし、ほうれん草には結石を形成するシュウ酸が含まれているため、結石ができやすい人はルテインのサプリメントを飲むという選択肢もありでしょう。

「目にいい＝視力が回復する」ではない

ここまでの話でもおわかりいただけたかと思いますが、**ひと口に「目にいい」といっても、「目の疲れの軽減」から「黄斑変性など特定の疾患の予防」までさまざまな意味があるわけです**。

眼科専門医として日々、患者さんと接していると、そのあたりをひとまとめに捉えている方が非常に多いと感じます。

テレビコマーシャルなどで「目にいいサプリ」と聞くと、何となく目の疲れを軽減してくれて、目の病気の予防・治癒も期待できて、おまけに下がってしまった視力まで回復できるかも……そんな期待を抱きがちではないでしょうか？

しかし、例えば、すでに0・1以下にまで視力が低下している人が、毎日せっせとブルーベリーやニンジンを食べたり、アントシアニンやビタミンAのサプリメントを飲んだりしても、視力が0・1以上になることは期待できません。毎日、45グラムのケールを食べ続けても、視力が回復するわけではないのです。

そうなると気になるのは、「視力回復効果が期待できる」という意味で「目にいい食べ物」はあるのか、あるとしたら何か、でしょう。しかし残念ながら、現時点ではそのような食べ物は発見されていません。

したがって私たち医師としては、「アントシアニンは目にいいですか？」と問われれば、「目の疲れには多少、軽減効果があるとされています」と答えるだけです。

「ビタミンAは目にいいですか？」と問われれば、「ビタミンA欠乏症は視力低下につながるので、きちんと摂取するよう心がけるに越したことはありません」と答えるだけです。

「ルテインは目にいいですか？」と問われれば、「ものを見る機能を担う中心窩の視細胞に必要な栄養素なので、中年以降に積極的に摂取することは、黄斑変性の予防に多少は寄与すると思われます」と答えるだけです。

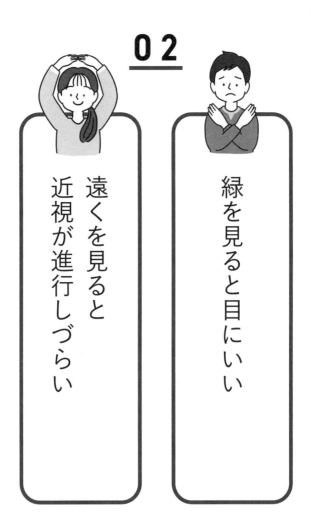

02

緑を見ると目にいい

遠くを見ると近視が進行しづらい

重要なのは「色」ではなく「距離」

昔から言われている「緑は目にいい」というのも誤解です。

正しくは「遠くを見る習慣があると近視が進行しづらい」です。

昔は遠くを見ると、自然の景色が目に入ったのでしょう。そこから転じて「緑は目にいい」と言われるようになったと思われますが、**重要なのは「距離」であって「色」ではありません。**「遠方のスカイツリー」を見ようと、「遠方の山々」を見ようと、距離が同じならば効果に違いはないわけです。

では「遠方」とはどれくらいか。アメリカの眼科学会が出している指標は「6メートル」ですが、科学的には「2メートル以上」ならば遠方と見なしていいとされています。

この2メートルにも、もちろん根拠があります。ボーッと何かを見てピントが合う「調節安静位」は1メートル前後。ここが、いわば「近く」と「遠く」の境界線なので、それよりも遠くの2メートル以上は「遠方」になるというわけです。

近視の進行予防につながる習慣

次に、どれくらいの頻度で遠くを見ればいいかというと、これもアメリカの眼科学会から「20・20・20」という指標が提示されています。

「20・20・20」の意は、「20分間、パソコンやスマートフォン（こうしたディスプレー表示機器を総称してVDTといいます）を見たら、20秒間、20フィート先を見よう」ということ。20フィートは約6メートルですが、ここは先に述べたとおり、約2メートルと置き換えてかまいません。

ただし現実的に考えると、20分ごとに一息入れるのは難しいという人も多いのではないでしょうか。

実は日本の厚生労働省からも、上場企業に対してVDT症候群に関する指針が示されています。それによると、1日に4時間以上のパソコン作業を伴う事業者は「1時間に1回の目安で休憩をとるよう従業員に指導すること」と示されています。

アメリカの眼科学会の指標が現実的に厳しすぎるようならば、この指標に従うだけでも、何も意識しないよりはるかにいいでしょう。

まとめると、**近視の進行予防には「緑を見る」のではなく、「パソコンなどディスプレーを見る作業中は、1時間ごとに、できれば6メートル、難しければ2メートル以上遠くを20秒間ほど見る習慣をつける」**と覚えておいていただければと思います。

「すでにかなり近視が強いから」と諦めてはいけない理由

すでにかなり近視が進んでいる人は、「いまさら何をやっても無駄」と諦めてしまっているかもしれません。

でも近視は「進行が止まる」ということがありません。これもよく患者さんが口にすることなのですが、「近視が進むのは子どものころだけ」というのは間違いです。大人でも、高齢者であっても、生活環境や習慣次第で近視は容赦なく進行します。

例えば、外回りの営業職からオフィス勤務の事務職に転属になってから、急に近視が進行した。新型コロナウイルスのパンデミック（世界的大流行）で家に引きこもりがちになり、動画配信サービスをたくさん視聴するようになってから、一気に近視が進行した――という話をよく聞きます。

逆に、都会暮らしだった人が山間部に引っ越したら近視が少し改善した。事務職だった人が外回りの営業職になったら近視が少し改善した。こうした事例も、よくあること。視力の変化は、存外に環境やライフスタイルによるところが大きいのです。

さて、かなり進行している近視は、たしかに元に戻すことはできません。だからといって目にいいことを一切習慣づけないままでは、さらに進んでしまいます。

しかも近視は、かなり進んでいる人ほど、さらに進行しやすいのです。

近視が弱い人よりも強い人のほうが、失明の原因疾患で上位に入る「病的近視（屈折度数は問わず、びまん性脈絡膜萎縮以上の萎縮性変化、もしくは後部ぶどう腫を有する状態）」になるリスクが高くなります。

怖がらせるようなことを言って申し訳ないのですが、近視で本当に問題なのは、「遠くが見えづらくなり、やがて手元も見えづらくなる」ことではありません。光そのものを失う可能性がある病的近視に発展する危険があることなのです。

実は近年、この問題は世界保健機関（WHO）でも非常に深刻視されています。

近視に「いまさら何をしても無駄」と諦めるべき段階などありません。今からでも進行予防に効果的とされる習慣を取り入れ、少なくとも、今より悪くなることは可能な限り防いでいきましょう。

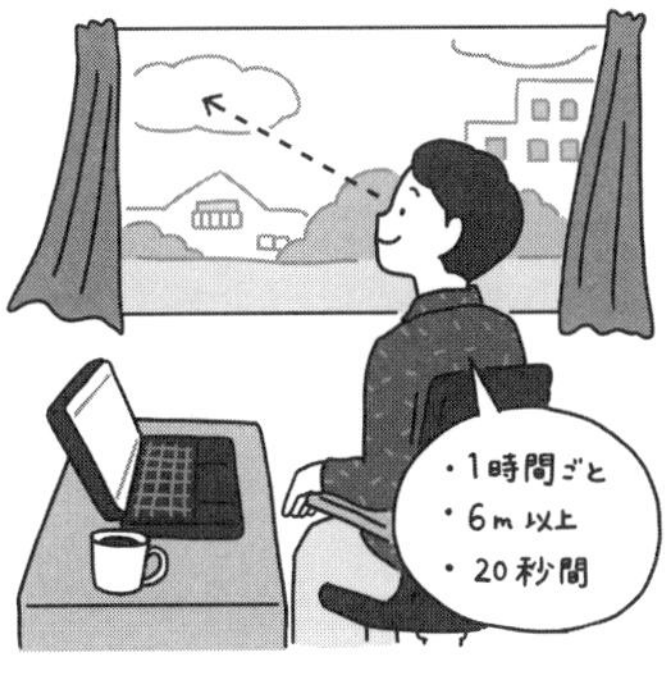

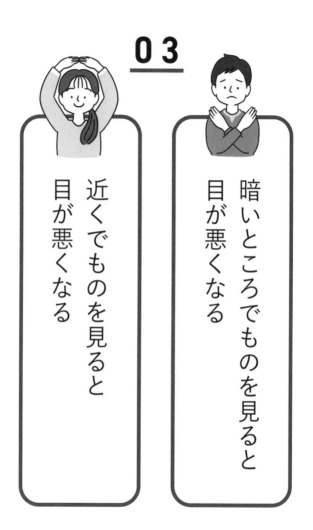

03

暗いところでものを見ると目が悪くなる

近くでものを見ると目が悪くなる

視力低下には直結しないが、避けるに越したことはない

暗いところで本を読んだりしていると「目が悪くなるよ」と言われたことは、きっと誰にでも覚えがあると思います。だから「これも間違いなの？」と驚かれたかもしれませんが、ものを見る環境の照度そのものは、実は視力低下と関係がないのです。

考えてもみてください。例えば映画館は暗い環境ですが、「映画館で映画をよく観る人のほうが、目が悪くなりやすい」なんていう話は聞いたことがないでしょう。

視力低下と関係があるのは「距離」です。「あまりにも近距離で本を読んだりしていると目が悪くなる」というのなら正解といえます。

「暗いところでものを見ると目が悪くなる」と言われるようになったのは、おそらく、暗いところではおのずと近距離でものを見ることになるからでしょう。しかし本当に問題なのは「暗いところで」ではなく、「近距離で」ものを見るの部分というわけです。

とはいえ、暗いところでものを見ることにまったく問題がないわけではありません。

暗いところでものを見ていると眼圧がかかり、眼球が硬くなりやすいという別の問題があります。ですから、暗いところでものを見るのは、視力低下につながる悪い習慣とはいえないけれども、決していいわけでもない、したがって避けるに越したことはないと心得ておいてください。

「スマートフォン」「タブレット」は特に目の敵

この「近距離でものを見る」問題は、ここ数十年で、ますます深刻になってきています。言うまでもないでしょうが、スマートフォンやタブレットが浸透したことで、人々は、より長時間、近くでものを見るようになってしまいました。こうしたデジタルデバイスがなかったころは、「近くでものを見る」といえば、せいぜい本や新聞といった紙媒体くらいのものでした。

また、パソコンはデジタルデバイスですが、過度な光の刺激は目によくないとはいえ、モニターに顔を近づけて見ることはあまりないでしょう。

やはりスマートフォン、タブレットという「手元で操作するデジタルデバイス」の普及が、現代人の目にとって、いっそう過酷な環境を作り出していることは確かなのです。

しかも、読書の際の目と本の距離は、一般的に約30センチメートルであるのに対し、スマートフォンと目の距離は約20センチメートルと、より近くで見るようになってしまっています。実際、スマートフォンを30分間見続けると、眼圧がみるみる上昇してくるという研究もあるほどですから、やはりスマートフォンやタブレットの扱いには特に注意が必要です。

電子書籍の是非は「読むデバイス」次第

よく患者さんなどから「目の健康のためには、やはり紙の本を読むのが一番いいのか？　1台で事足りるiPadなどのタブレットや、Kindle paperwhiteや楽天Koboなど電子書籍用タブレットはダメなのか？」と聞かれます。

今までの話からすると、デジタルデバイスで読書をしてはいけないと思われるでしょうが、実は、どれが最も近視を進行させるのかという明確なデータはありません。

ただ、デジタルデバイスが発する強い光はまばたきの回数を減らし、目を非常に疲れさせます。人は生来、点滅しているものを凝視するようにできているからです。目が疲れにくいという点では、やはりタブレットよりも紙媒体がいいでしょう。

実はKindle paperwhiteや楽天Koboなど電子書籍用タブレットも、紙媒体と同様です。見た目は似ていますが、電子書籍用タブレットは通常のタブレットと違って、それ自体は光を発していません。

簡単に言うと、電子書籍用タブレットは周囲の光を反射して文字が読めるようになっており、いわば本物の紙に近いのです。したがって目の疲れにくさも、紙の本と同等と考えてかまいません。目が疲れにくいというのは、それだけ速く読めるし、読み続けられるということでもあります（長時間、連続して読書するのはおすすめしませんが）。

そもそもデジタルデバイスを凝視することは、自覚はなくても動いている光を目で必死に追いかけるようなものです。それだけ頭のリソースも食うということですから、デジタルデバイスだと読書速度はぐんと落ちるはずなのです。

つまり効率的にも紙の本、もしくは電子書籍用タブレットで読むのがベストな選択といえます。

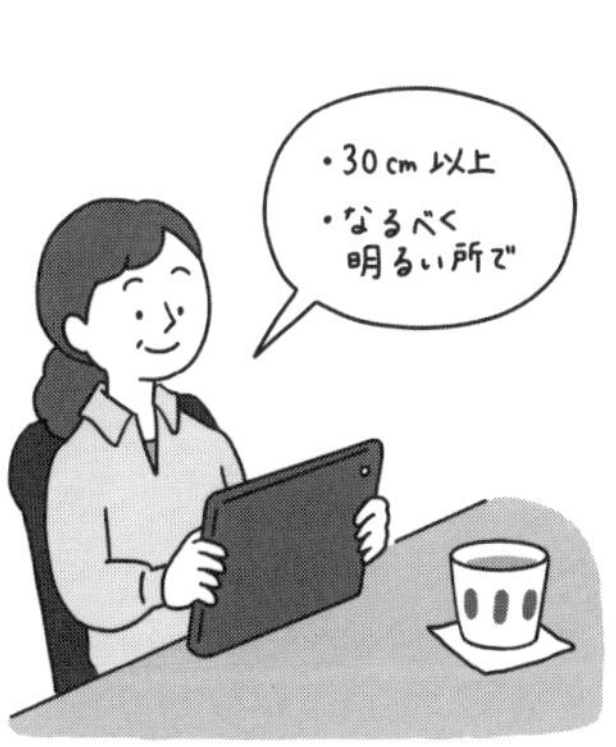

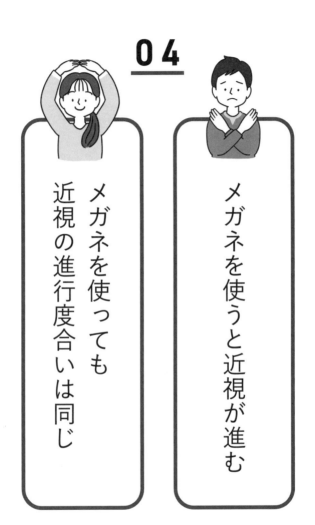

04

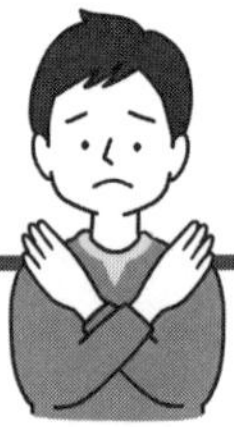

メガネを使うと近視が進む

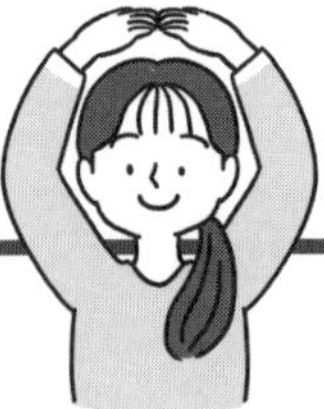

メガネを使っても近視の進行度合いは同じ

根性論から生まれた大勘違い

「メガネを使うと近視が進む」というのは、都市伝説級に根拠のない話です。似たようなもので「老眼鏡をかけると老眼が進む」というのも完全なる誤解です。

こんな説がまことしやかに伝わってきた根っこには、根性論があるのでしょう。近視も老眼も、目を鍛えることで進行を食い止められるはず。ものを見やすくするメガネを使うのは目を甘やかすことであり、それでは目が鍛えられない。見えづらくても見ようとすることで目が鍛えられる——。

実は眼科専門医の間でも、以前はこのように信じられている節がありました。現状の視力にピッタリ合わせた度数よりも、少し弱い度数でメガネを作るのも、当時は当たり前だったようです。

しかし視力は筋肉とは違います。鍛えれば能力が上がるという性質のものではないので、弱っているのなら相応にサポートしてあげる必要があります。

現に、視力にピッタリ合わせた度数のメガネを使うグループと、少し度数を弱めに調整したメガネを使うグループとで経過観察をした臨床実験では、「両者において近視の進行具合に違いはない」という結果が出ているのです。

つまり、「近視の進行度合い」と「メガネの度数」には相関がないということ。ピッタリ度数を合わせたメガネを使うことは、目を甘やかし、近視を進めることにはつながらないのです。

遠近両用メガネが近視の進行防止につながる

近年では、むしろ遠近両用のメガネやコンタクトレンズを使っていると、ごくわずかながら近視の進行が緩和されると新たに指摘されているのです。

専用の遠近両用メガネ（コンタクトレンズ）は、手元を見るときでも、手元を見ていないような目の状態に自動的に調整してくれます。近視を進行させる最大の要因は、近距離でものを見ることなので、その状態を生じさせない遠近両用メガネ（コンタクトレンズ）が、近視の進行防止につながるというわけです。

まだ日本ではあまり普及していないのですが、中国などでは近視の進行防止の目的で、大人だけでなく子どもにも、近視抑制専用の遠近両用のメガネやコンタクトレンズを処方する医師が増えてきています。

ただし、「メガネをかけたくないから近視の進行を食い止めたい」という人にとっては、「近視の進行を食い止めるためにメガネをかけなくてはいけない」という点がジレンマになります。近視の進行防止策としての遠近両用メガネ（コンタクトレンズ）が普及しない理由も、そのあたりにあると考えられます。

メガネの度数は「自分の使い勝手」で選ぶ

ここまでの話で、メガネは目を甘やかし、衰えさせるツールではなく、視力に合わせて目をサポートしてくれる便利ツールだということが、おわかりいただけたかと思います。根性論で、いくら「メガネなし」でがんばってみても意味がないのです。

すでに述べたように、**「近視の進行具合」と「メガネの度数」には相関がないので、メガネの度数は個々の使い勝手に合わせてかまいません。**いってみれば「鉛筆とボールペン、どちらのほうが自分は書きやすいか」というような話です。

例えば「パソコンを使う仕事なので、視力にピッタリ合わせた度数のメガネ（コンタクトレンズ）だとクラクラしてしまう」ということなら、少し弱めの度数に調整してもらうのもありでしょう。

もちろん前の項でお話ししたように、「1時間ごとに、できれば6メートル、難しければ2メートル以上遠くを20秒間ほど見る習慣をつける」ことをお忘れなく。

老眼鏡を使い始めるベストタイミングは？

一方で、老眼鏡は、老眼になったらすぐに使い始めるのが得策です。これは今後の老眼の進行度合いなどの問題ではなく、「慣れ」の問題です。

遠近両用になっている老眼鏡は、慣れるまでに少し時間がかかります。そして「ものがちゃんと見えるかどうか（ツールとしてのメガネを使いこなし、ものがちゃんと見えるかどうか）」は日々の生活に大きく影響します。

60代、70代になってから使い始めるのではなく、早々に遠近両用に慣れ、使いこなせるようになっておくことが、その後のクオリティー・オブ・ライフを左右するといっても過言ではありません。

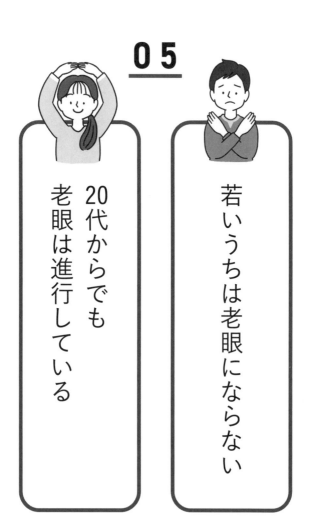

05

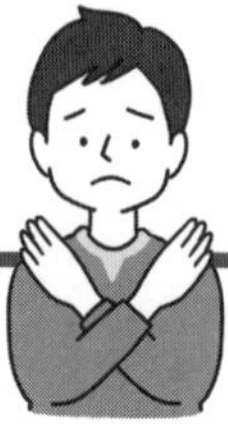

若いうちは老眼にならない

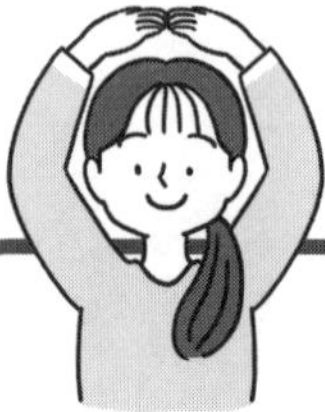

20代からでも老眼は進行している

「老眼」の実態は「ピント調整機能不全」

そもそも「老いた眼」という言葉が誤解の元なのですが、世間では目の老化現象の一つとして認識されている老眼は、実は高齢者だけのものではありません。

高齢になると罹患《りかん》するものというイメージがある目の疾患には、若い人でも罹患する可能性があるものも少なくありません。例えば白内障一つをとっても、糖尿病があれば30代などでも「糖尿病性白内障」にかかるリスクがあります。

また、放射線被ばくを要因とする放射線白内障（水晶体混濁）や、アトピー性皮膚炎などに使用されるステロイド製剤の多用を要因とするステロイド性白内障など、加齢ではない外的要因が絡んでいる白内障は、その要素があれば年齢を問わず発症します。

白内障ならば、今のような説明をすることで年齢に関係なく罹患する可能性があると理解していただけるのですが、老眼はなかなか納得いただけないことがあります。その字面から、一般的には、どうしても高齢者がかかるものという認識が抜けないようなのです。

この一般的な思い込みは、そもそも老眼とは何かをご理解いただければ、払拭されるかもしれません。

ひとことで言うと、「老眼」とは、遠くを見たり近くを見たりする際にピントを合わせる機能が落ちている状態です。

ピント調整機能が落ちている目（老眼）とピント調整機能が落ちていない目の違いは、「ものが見える距離のレンジ（幅）」です。

ここが混同されやすいのですが、ピント調整機能をまったく使わない「安静状態」で「近く」だけ見えるのは近視、「安静状態」で「遠く」だけ見えるのは遠視です。

この区分を明確にしたうえで、老眼に話を戻しましょう。

すでに述べたように、老眼はピント調整機能が低下しているということ。もう少し詳しく言うと、「安静状態」から、どれくらい手前までが見えるかという距離の幅が狭くなってくるということです。

「老眼」そのものは20代から進行する

老眼（ピント調整機能不全）とは、見える距離の幅のレンジが狭くなるということ。

例えば、ある近視の人が、40歳くらいまでは1メートル先から10センチメートル先まで見えていたのに、45歳になったあたりから、1メートル先から20センチメートル先までしか見えなくなったとしましょう。

そのため、今までは遠くを見えるように矯正する近視用のメガネで遠くも近くも見えていたのに、そのメガネだと20センチメートルより近いところが見えなくなってしまった。これはまさしく老眼の始まりです。

ピント調整機能は、一般的には、10代で8センチメートルまで、20代で10～12センチメートルまで、30代で14～20センチメートルまで、40代前半で25センチメートルまで見え、それが45歳では30センチメートルになるとされています。

このように、**ピント調整機能の低下は20代から進行します。ただ、実際に「手元が**

見えなくて本が読みづらい」などの不調を自覚するのが40代以降であり、それまでは不便を感じないから「若いうちは老眼にならない」と思い込んでいるだけでしょう。

特にスマートフォンが普及してからは、長時間利用することでピント調整機能が低下する「スマホ老眼」が若い世代でも増えています。10代・20代で、45歳以上の人が作るような老眼鏡が必要になってしまったケースも、私はすでに多く目にしてきました。

老眼を「老いた目」ではなく、加齢だけに限らない何らかの理由で「ピント調整機能が低下した目」と捉えれば、決して中年以上だけのものとはいえないのです。

子どもの学習障害の陰に「老眼」があることも

老眼、もとい「ピント調節機能不全」は、加齢やスマートフォン以外にも、例えば神経系が麻痺する薬を飲んでいる、体調不良である、ガンなど重篤な病で薬を服用している、といった人たちにも起こりうるものです。

スマホ老眼の例でもわかるように、**日ごろのライフスタイルや生活環境、あるいは何かしらの先天的な体質や病気によって、誰にでも、何歳であっても生じる可能性があります。**

例えば、小学生のお子さんが授業に集中できない、ノートを取れない、教科書を読めないといったことで、学校で問題視されていたとしましょう。真っ先に指摘されるのは、性格的な問題や、いわゆる発達障害の可能性ですが、実はそれ以外に、「何らかの理由で目の調整機能不全が生じており、手元がよく見えないから」という理由も考えられるのです。

手元がよく見えないためにノートをちゃんと取れない、教科書を読めない。だから授業に集中できない。しかし視力検査では1・0などで「視力に問題なし」と出る。つまり遠くは見えているため、周囲に気づかれづらいのが難しいところです。

小さな子どもは、まだ自分の不調を正確に訴えるすべをもちません。

本当は手元が見えづらいことが原因なのに、「なぜ教科書が読めないのか」「なぜノートを取れないのか」と問われても、うまく答えられない。「つまらないから」などと適当に答える場合も多いでしょう。

でも、「メガネ（老眼鏡）」一つで解決するかもしれないわけです。この点を周りの大人が理解していないと、クラスを移されたり、集中力を上げる特別カリキュラムを組まれたりと、それこそピントの外れた策によって、子どもを無用に苦しめかねません。

06

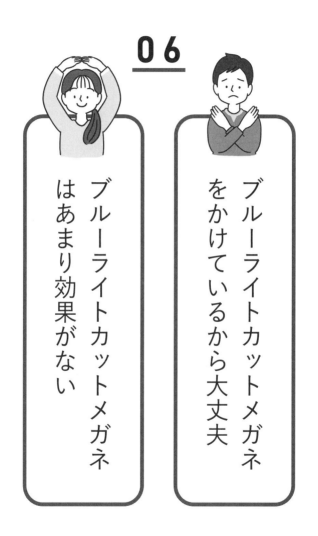

ブルーライトカットメガネをかけているから大丈夫

ブルーライトカットメガネはあまり効果がない

ブルーライトカットメガネは、どれくらいブルーライトをカットしているか？

ブルーライトカットメガネは、特に有害なわけではないけれども、よくもありません。あえて使うほどの意味はないというものです。

ブルーライトが目にダメージを与える可能性は、たしかに眼科の医学会で指摘されたことです。しかし、その先のブルーライトカットメガネの推奨は、学会主導ではなくメーカー主導で起こったものです。言ってしまえば、「新しいものを世に出し、売りたい」という商業ベースで普及してきたものなのです。

私自身、眼科専門医として、ブルーライトカットメガネは「悪くもなければよくもない」と言うしかありません。

すでに述べたように、ブルーライトが目にダメージを与える可能性は指摘されています。にもかかわらず、なぜ私がブルーライトカットメガネを特に推奨しないのかというと、それには理由があります。

ブルーライトを完全に遮断するレンズだったら、ものの色が違って見えるはずです。つまり現在、市販されているブルーライトカットメガネは、ブルーライトを完全にカットしているのではなく、30～50パーセント程度が通常です。

つまり、こういっては厳しいかもしれませんが、ブルーライトカットメガネの効果はほどほどですから、医師としては否定しないまでも、特に推奨もしないというわけです。

ブルーライトをカットするより有効な策がある

ブルーライトが目にダメージを与える可能性は長く指摘されてきたとはいえ、実は、具体的にどんなダメージを与えるのかはいまだに判然としていません。一つ考えられるのは、ルテインが加齢と共に低下することで、ブルーライトの青色のダメージを受けやすくなることです。

ルテインは、見ているものの色彩や形をハッキリ捉える機能を果たしている「黄斑」に必要な成分であり、「天然のサングラス」とも呼ばれています。それが加齢と共に減少すると、ブルーライトの悪影響を受けやすくなる可能性があります。この可能性をとるならば、40代以降のブルーライトカットメガネの使用は、青色のダメージから多少は目を守る効果が期待できる……かもしれないという程度にすぎません。

実はブルーライトカットメガネの使用群と不使用群とでは、目の健康度に有意差が見られなかったという臨床実験もあり、やはり、まだまだ判断がつきかねるというのが現状なのです。

本当にブルーライトを危惧するのなら、デジタルデバイスの使用時間を区切る、デジタルデトックスの日を定期的に設ける、デジタルデバイスの画面からの距離をしっかり確保するといった対策のほうが、よほど効果的といえます。

ちなみに「ブルーライトカット」をうたうフィルムをパソコンやスマートフォンのモニターに貼る、夜はスマートフォンを「ナイトモード」にするなどの対策は、まったく無意味とはいいませんが「気休め」程度と考えてください。

これらの対策をとっているからといって、休憩を入れずにパソコンを使い続けたり、真夜中までスマートフォンを見続けていいわけではありません。現に、ある調査機関が行った「iPhone のナイトモード」の実証実験では、「有意差（効果）はなし」という結果が出ています。

ブルーライトカットメガネの唯一の効能とは？

現時点で唯一、ブルーライトカットメガネのメリットとして挙げられるのは、睡眠の質の改善です。

人間は古来、自然光に従って生活リズムをつくってきました。簡単にいえば、朝に目覚めるのは太陽が昇って日光が部屋に入るからですし、夜に眠くなるのは太陽が沈んで日光が途絶えるからです。

ところが現代人は、自然光以外にもさまざまな光に囲まれて暮らしています。本来、夜は日光が途絶えて眠くなるはずなのに、部屋に明かりを灯《とも》し、パソコンやスマートフォンを延々と見ている。特に強いのは青い光の刺激です。

そこにブルーライトカットメガネを取り入れてあげると、青い光の刺激が軽減され、自然な眠気が起こってスムーズに入眠、質のよい睡眠が得られると考えられるのです。

仕事が終わり、家でリラックスタイムを過ごすときに、ブルーライトカットメガネをかける。今のところは、これがブルーライトカットメガネの一番の有効利用法といえそうです。

子どもにブルーカットメガネは、すすめない

一方で、子どもがブルーライトカットメガネを使用することについては、臨床眼科学会など7学会が合同で「基本的に推奨しない」という声明を出しています。

きっかけは、あるメーカーが渋谷区在住の子どもたちにブルーライトカットメガネ

を無料提供するというキャンペーンを発表したことでした。結局、学会から声明が出されたことで、このキャンペーンは取りやめになりました。

特に子どもにはブルーライトカットメガネを「推奨しない」としたのは、青に近い紫色や赤色の光には、近視を抑制する作用があるかもしれないといわれているのも一つの理由です。さらには人為的に成長期に特定の波長をカットすることが将来の目にとってどういう影響を及ぼすかが不明であるからです。子どもがブルーライトカットメガネを使うと、紫色の光が入らなくなることで近視を進行させてしまう恐れがあるのです。

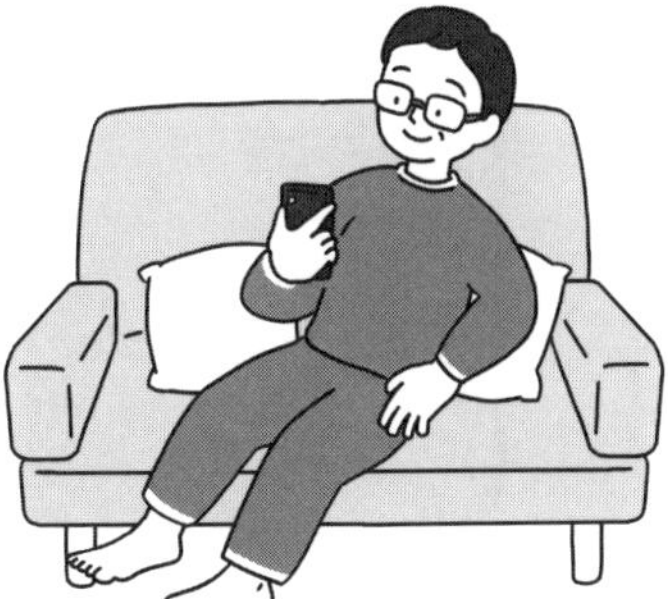

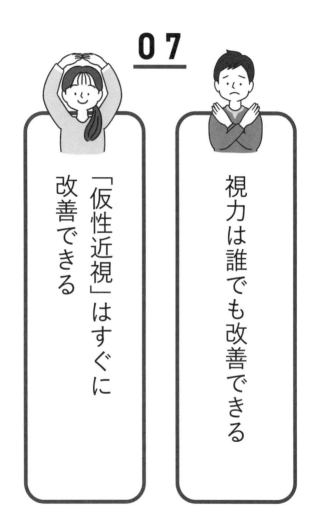

07

視力は誰でも改善できる

「仮性近視」はすぐに
改善できる

そもそも何をもって「視力改善」とするのか?

視力を改善することはできるのか。

この点についてお話しする前に、ハッキリさせておきたいのは「何をもって視力改善というのか?」という問題です。そもそも「視力」という言葉について、眼科専門医と一般の方々との間には大きな認識の乖離《かいり》があるようなのです。

おそらく、みなさんのイメージする「視力」とは、「メガネもコンタクトレンズもつけない状態（裸眼）でどれくらい見えるか」でしょう。この「どれくらい見えるか」には、「どれくらいものがハッキリ見えるか」だけでなく、「どれくらい視野が広く見えるか」なども何となく含まれている印象です。ざっくり「ものを見る機能」全般を指して「視力」と捉えているのではないでしょうか。

一方、眼科専門医の言う「視力」は、より厳密です。

「視力」とは、医学的には「ものを見る機能」全般を指す言葉ではありません。

では何を「視力」と呼ぶのかというと、「視力検査表のランドルト環（Cの字）を判別する力」です。

世の中には、視力が高いけれども真っ直ぐ歩けない人もいれば、視力が低いけれども真っ直ぐ歩ける人もいます。つまり「視力」とは「ものを見る機能」の一つの指標にすぎないのです。

裸眼視力の改善は、視力低下の原因による

そのうえで、改めて「視力を改善することはできるのか」——一般的なイメージに合わせて、この問いを「裸眼視力を改善することはできるのか」と置き換えて答えるならば、改善できるかどうかは視力が落ちている原因によります。

例えば、数値的には同じ0・1以下の近視でも、眼軸（目の直径）が伸びてしまって遠くが見えなくなっているケースと、毛様体筋という筋肉が緊張して遠くが見えなくなっているケースとでは、改善できる可能性が大きく違ってきます。

前者の場合は、視力が0・1以下になるほど伸びてしまった眼軸が、何らかのトレー

ニングで短くなって視力が改善するというのは考えられません。

　では眼軸が伸びてしまったら、一切近視の改善は不可能かというと、そんなことはないのです。

　0・1を切る前であれば、適切なトレーニング法で、ある程度までは視力を改善することは可能です。0・01を0・1にすることはできないが、0・1を0・2以上にすることはできるということです。

　また、0・01からの視力改善はできないとはいっても、適切なトレーニング法で「ものが見えやすくなる」という効果は期待できます。

　検査値としては0・01を0・1にすることはできずとも、「見え方」が改善されることで日常生活の不便が多少なりとも解消される。こういう効果をも視力改善と見なすのであれば、誰でも一定程度は「視力を改善することができる」といえるのです。

　ただ、そこでも「子どもはトレーニングに集中できないから効果が出づらい」「高齢者は脳科学的な問題が絡んで効果が出づらい」といった制約が生じる場合があることも事実です。効果が出る、出ないは複合的に捉えなくてはいけません。

「仮性近視」はすぐに改善できる

さて一方、先に挙げた例のうちの後者は、毛様体筋の緊張により一時的に近視が強くなっている「仮性近視」です。**これは少し休んだり眼球を温めたりして毛様体筋の緊張が緩和されれば、一時的に強くなっていた分は解消されます。**

例えば、もともと0・2だった視力が仮性近視で一時的に0・1になっていたとしたら、毛様体筋の緊張を緩和させることで、0・2まではすぐに改善できるということです。

そもそも、ものの像を結ぶ能力という意味での視力は、移ろいやすいものです。朝と夜とで大きく異なることも珍しくありません。例えば視力検査で1・5と出ている人でも、ドライアイ気味で日中ずっとパソコン作業をしていたりすると、時間がたつごとに見えづらくなっていく場合があります。

このように「絶えず目を使っているなかでの視力」を「実用視力」といいます。

今の例でいうと、ドライアイを原因としてパソコン作業中に視力が下がるのは、「実用視力が落ちている」ということ。そして、こうした実用視力の低下は、目を温める、休めるなどの対策によって簡単に改善することができるわけです。

どんな視力改善法も「万能」ではない

眼軸が伸びている近視なのか、筋肉疲労からくる仮性近視なのか。この違いにより、視力回復トレーニングの効果の出方についても、少し説明が変わってきます。例えば、100円ショップで売っている視力改善メガネにも効果はあります。ただし、これで改善できるのは仮性近視だけ。つまり一時的に強くなった近視を改善できるだけです。それも、かけたらすぐに効果を感じられる代わりに永続性はありません。筋肉の疲労と共に、またすぐに仮性近視になってしまいます。

眼軸が伸びている近視の視力改善トレーニングとしては「ガボール・アイ」が挙げられます。こちらは2週間〜1カ月をかけて、じっくりと視力改善していきます。永

続的ではないのですが、半年ほどは効果が持続します。

いかがでしょうか。ひと口に「視力改善」といっても、言葉の捉え方によってさまざまなケースが想定できることがおわかりいただけたかと思います。

このあたりの言葉の意味合いも明確にしたうえで、果たしてご自身は何を求めるのかを考えてみてください。

どのような医学的手法も万能ではありません。よく「これだけですべてよくなる」というようなうたい文句を見かけますが、本当に効果のある手法は、何であれ限定的な効果にとどまるものです。

正しい知識があれば、「可能なこと」「不可能なこと」の線引きができます。過剰に期待することなく、かといって何もかも諦めることもなく、自分の目のためにできることを可能な限り取り入れていきましょう。

08

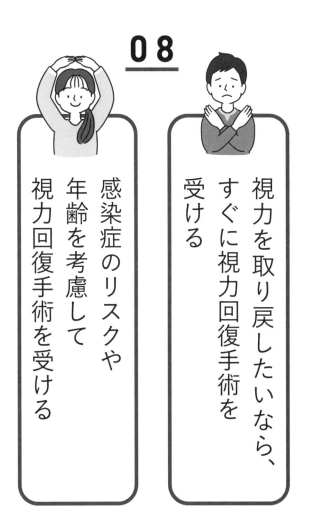

視力を取り戻したいなら、すぐに視力回復手術を受ける

感染症のリスクや年齢を考慮して視力回復手術を受ける

視力回復手術の選択肢はレーシックとICL

視力（裸眼視力）を回復させる方法というと視力回復手術、具体的にはレーシックやICLを思い浮かべる人が多いでしょう。手術を受けるか迷っている人、かなり前向きに検討している人もいるかと思います。

まず、それぞれの手術がどういうものかを簡単に説明しておきましょう。

レーシックは角膜を少し削り取るという手術です。

ものが「見える」のは、眼球の表面にある角膜から入った光（ものの姿を反射している光）が水晶体を通り、網膜のスクリーン上で像を結んで映し出されたものを、脳が画像として認識するからです。

ところが近視は眼軸が長くなっているために、角膜から入った光が網膜よりも手前で像を結んでしまいます。そのため、網膜にはピンボケの像が映し出され、それを脳が認識する。これが「遠くのものがぼやけて見える」という現象です。

そこで角膜を少し削り取り、角膜から入る光の屈折率を変えることで、ちょうど網膜上でピントが合うように調整するのがレーシックです。

一方、ICLは、角膜を切開して水晶体の前にレンズを装着し、角膜を閉じるという手術です。

ICLの根本原理は、メガネやコンタクトレンズによる視力矯正と変わりません。ただ、その視力矯正のためのレンズを眼球の中に設置するため、切開手術になるというわけです。

手術の内容を知ったうえで、改めていかがでしょうか。メガネやコンタクトレンズから解放されることを期待して「ぜひ受けたい」という人もいると思いますし、眼球にメスを入れるなんて、想像するだけで「怖い」と感じる人もいるでしょう。

リスクとデメリットを理解する

たしかにメガネをかける、コンタクトレンズを装着するという煩わしさがなくなるのは、視力回復手術の最大のメリットです。万が一、災害などに遭ったときにメガネやコンタクトレンズを失《な》くしたら……、という心配も無用になります。

しかし眼科専門医としては、視力回復手術のリスクやデメリットについても触れないわけにはいきません。

まずレーシックについて、近年最も強く指摘されているのは、術後だと眼圧という目の圧力が「低めの数値」で出がちという問題です。

眼圧検査は緑内障の診断に必須なものです。それが低めに出てしまっていたせいで緑内障の兆候が見逃され、かなり緑内障が進んでから治療に苦労するというケースがすでに報告されていますし、私自身も多くのそういった患者さんを診てきています。みなさん口々に「視力がよくなったから油断していた」と言います。

また、レーシックにもＩＣＬにも感染症のリスクがありますが、かかったときの深刻度はＩＣＬのほうが高くなります。

というのも角膜を削り取るだけのレーシックの場合は、感染症にかかったとしても角膜（黒目）の部分だけですが、ICLは眼球にレンズを装着するため、感染症が眼球全体に及ぶ恐れがあるのです。

そして決して見過ごしてはいけないのは、レーシックは角膜を削り取る、ICLは水晶体にレンズを装着することで、あくまでも「網膜上でピントが合うように調整するもの」にすぎないという点です。

つまり、いずれの手術でも、眼軸が伸びてしまっている「近視の眼球」そのものは変わりません。近視だと緑内障、白内障、黄斑変性、網膜剝離にかかるリスクが高くなるのですが、これらのリスクは、レーシックでもICLでも一切低減されないということです。

ところが、なまじ手術によって「ものが見える」ようになったがために、眼科から足が遠のき、定期検診も受けなくなり、深刻な目の病気の早期発見の機会を逸してしまう恐れがあります。

視力回復手術のリスクというと、おそらく世の中で最も広く認知されているのは感染症のリスクでしょう。しかし実は、**手術後の患者さんの意識変容、「視力が回復した**

＝眼球の問題がすべて解消された」という勘違いこそ、一番のリスクといったほうがいいのかもしれません。「手術後、感染症にさえかからなかったら万事ＯＫ」という話ではないのです。

「年齢」も考慮に入れたほうがいい

以上を踏まえて、それでも視力回復手術を受けたいと思ったら、次に考慮に入れたいのは「年齢」です。

もともと強い近視がある人は、遠くを見るときはメガネを使い、手元を見るときはメガネを外します。

この人が手術を受けたら、どうなるでしょうか。手術によって遠くは裸眼で見えるようになっても、45歳を過ぎて老眼が出てくると、手元を見るときに老眼鏡が必要になります。

要するに、手術を受けてもメガネの煩わしさからは解放されないわけです。単にメガネを使うタイミングと使わないタイミングを逆転させるためだけに、リスクをおかしてまで手術を受ける価値があるのかどうか……、というところです。

多くの場合、40代半ばから老眼が出てくると考えると、30代後半～40歳近くになってからの手術は、慎重に検討したほうがいいでしょう。

09

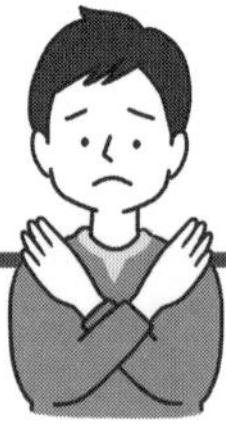

眼トレは、いろんな種類を
やればやるほどいい

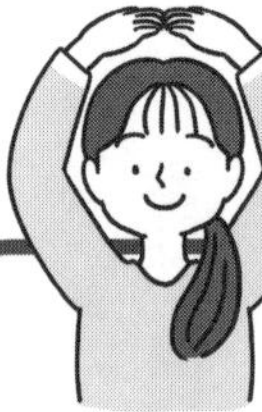

効果が認められているのは
ガボール・アイだけ

「ピンホールメガネ」「マジカル・アイ」「外眼筋トレーニング」……効果のほどは？

細かい穴が開いた「ピンホールメガネ」や、特殊な絵や写真を見る「マジカル・アイ」、眼球を動かす筋肉にアプローチする「外眼筋トレーニング」など、視力回復に効果的とうたわれている手法は、いくつかあります。

それらの効果が気になっている人もいるかもしれませんが、**「ガボール・アイ」を除いて、直接的に明確な効果が認められている手法はありません。**

ピンホールメガネは、ごく簡単にいうと、遠くを見るときも近くを見るときも自分でピント調整しなくていいようになっているメガネです。かけている間は眼球を休めることができるので、ピント調整機能不全で近視が強くなっているケースや、毛様体筋の緊張による仮性近視には瞬間的に効果が表れます。

マジカル・アイにも毛様体筋を休める効果があるとされています。それが視力回復につながるという建前ですが、厳密にいえば、リラックス効果があるかもしれない程度の話にすぎません。視力回復の効果があるとまでは言いにくいでしょう。

また、外眼筋は目を動かすための筋肉ですが、この筋肉をいくら鍛えても眼軸の長さは変わりません。それどころか、目の前で蚊が飛んでいるように何かがチラつく「飛蚊症《ひぶんしょう》」の人は、眼球に穴が開いている可能性があるため、眼球を動かす眼トレを行うと網膜剥離になるリスクがあります。飛蚊症でなければ、外眼筋トレーニングは有害ではありません。

ただ、もし何らかの効果が期待できるとしても、それは、あくまでも「目を動かす機能」の向上であって、眼軸の長さが「網膜上でピントが合う、ちょうどいい長さ」に変化するわけではないのです。

そもそも視力は移ろいやすいものなので、臨床実験の行い方次第で、いくらでも「視力回復効果があるように見える実例」を集めることは可能です。

まったくのうそっぱちとは言いません。実践し続けることで、マジカル・アイのリラックス効果や外眼筋トレーニングが、まわりまわって「ものの見えやすさ」につながることは考えられます。

しかし、そうした「風が吹けば桶屋《おけや》が儲かる」のような間接的で不確かな効果ではなく、直接的な因果関係で視力回復の効果が実証されているものというと、現時点では、脳の視覚野に作用することがわかっているガボール・アイしかないのです。

「ガボール・アイ」で視力改善効果が期待できる人、できない人

そのガボール・アイですらも、効果は限定的です。0・1以下の視力の人には極めて効果が表れづらいですし、0・1以上ある人でも、効果が出るのは7割とされています。つまり3割には効果が出ないわけです。また、効果のエビデンスも強いものではありません。さらに、視力回復トレーニングは大人の近視のためのものであり、子どもは注意が必要です。

子どもは3歳くらいまでに1・0近く見えるようになるのが通常ですが、中には、眼球の成長が遅れるケースもあります。これは「弱視」と呼ばれる状態であり、幼少

期のうちに専用のトレーニングメガネを使って治療する必要があります。

12歳以前の近視については、弱視である可能性も考えなくてはいけません。そこを見落として視力回復トレーニングを行ってしまうと、眼球に深刻なダメージを受ける恐れがあるのです。子どもは眼科で診察を受け、慎重に検討する必要があります。


大人でも、実は視力回復が有効な場合と、そうでない場合があります。

裸眼視力が0・1以上あり、メガネやコンタクトレンズで矯正されるのであれば、単に裸眼視力が落ちているということなので、ガボール・アイで何らかの効果が期待できるでしょう。

しかし、メガネやコンタクトレンズを使っても視力が矯正されないとしたら、近視以外の病気が疑われます。この場合、裸眼視力の検査値は関係ありません。たとえ裸眼の検査値が0・9でも、眼科の診察を受けて原因を突き止め、しかるべき対処を始める必要があります。

第2章

その習慣、目にとっては「拷問」です

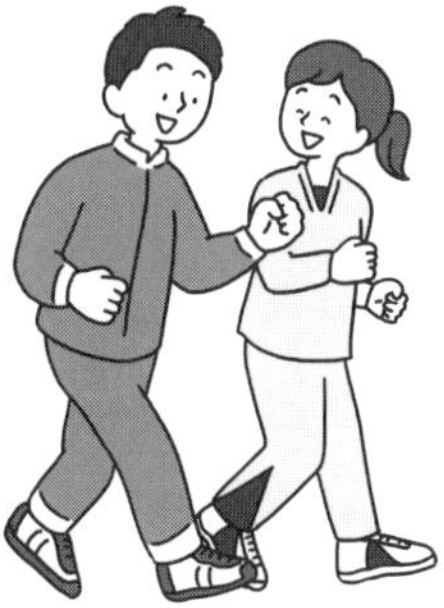

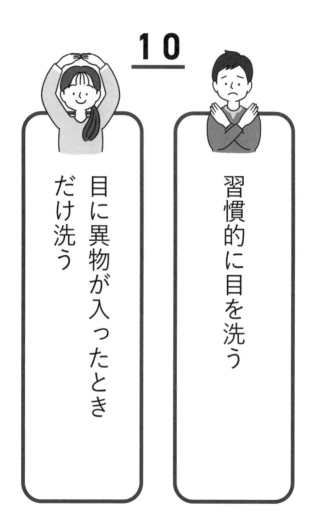

10

習慣的に目を洗う

目に異物が入ったとき
だけ洗う

目を守る大切な「涙」を洗い流すことになる

かつて涙は「ただの水」だと思われていました。しかし現在では、脂質やタンパク質など複数の微量栄養素で構成されていることがわかっています。その複合的な成分が常に眼球を薄く覆い、守っているのです。

「目を習慣的に洗う」というのは、要するに、眼球を保護している涙を習慣的に洗い流してしまうということです。これだけで「何となくよくなさそうだ」と想像していただけるのではないでしょうか。

かつて目を洗うことが推奨されていた時代もありました。

例えば、プールに入った後です。プールの後に、二股の蛇口が上向きになっている水道で目を洗った記憶がある人もいらっしゃるでしょう。

当時はゴーグルを着用する習慣がなく、プールで目の感染症にかかることがありました。しかも、抗生剤入りの点眼薬が開発されるのはずっと後のことですから、当時は「感染症にかからないようにすること」が最善策でした。それが「プール後に目を洗う習慣」につながったのです。

ひと昔前まで、医学は感染症とケガとの闘いでした。眼科も例外ではなく、感染症は失明の大きな原因となっていました。おそらく60代以上の方なら、「トラホーム（トラコーマ）」と聞けば「恐ろしい目の病気」と思うはずです。

こうした状況のもとでは、感染症を防ぐために習慣的に目を洗うことにも一理あったわけです。現に昔の眼科医の主な処置は目を洗うことだったため、「目洗い医」とも呼ばれていたほどです。


しかしご存じのとおり、今ではプールでゴーグルを着用することが当たり前になっているなど、公衆衛生が発達しています。しかも万が一、何らかの理由で目の感染症になっても、たいていは抗生剤入りの点眼薬により数日で治癒します。

加えて、先ほども述べたように「涙はただの水ではなく、さまざまな物質で構成されている複雑な液体であること」も判明し、さらには、感染症よりも目の疲れやドライアイといった慢性症状のほうがはるかに深刻になっています。

そうなると、**より重要なのは、眼球を保護し、目の健康に寄与する涙を量・質ともに良好に保つことになります。**

感染症による失明のリスクが限りなく低下している今となっては、むしろ目を洗うことは、大事な涙を流してしまう「目によくない習慣」なのです。

唯一、目を洗うべき状況とは？

世の中では「目を習慣的に洗うためのグッズ」が販売されていますが、目を洗う必要があるのは「目に異物が入ったときだけ」です。

まつ毛やホコリ、砂が目に入ったとき、あるいは花粉が多く飛散する季節は目がゴロゴロします。まず体の自然な反応として、まばたきで涙が流れますが、それでも異物感が残ったときだけ目を洗います。**ごく弱い流水で優しく洗い流すか、手のひらにためた水のなかで、数回まばたきします。**

目を洗う市販グッズを使ってもかまわないのですが、2点だけ注意してください。

1点めは**「防腐剤フリーのもの」を使うこと。**防腐剤は眼球を傷つける恐れがあります。防腐剤を使用している製品がほとんどかもしれませんが、成分表に「生理食塩水」とだけ記載されているものなら問題ありません。

2点めは、**市販グッズのカップは使用するたびにしっかり洗浄すること。**使った後のカップには、当然ながら目の雑菌が付着します。そのままにしておけば雑菌が繁殖したカップで、また目を洗うことになってしまいます。

いずれにせよ、習慣的に目を洗うのはNGです。あくまでも目を洗うのは「目に異物が入ったときだけ」と覚えておいてください。

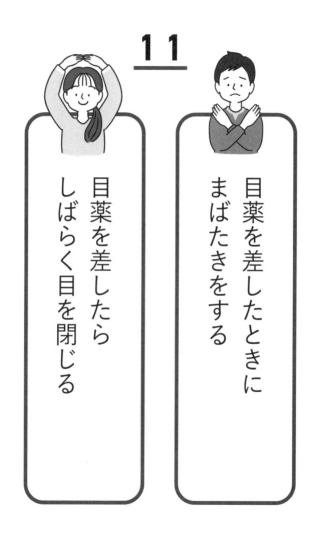

11

目薬を差したときに
まばたきをする

目薬を差したら
しばらく目を閉じる

点眼直後は「しばらく目を閉じる」のがベスト

目薬は目に入った後、じんわりと眼球に浸透することで薬効を発揮します。ところが点眼直後にまばたきをすると、涙と一緒に鼻から口に抜ける流れを促進してしまいます。

要は、眼球に行き渡る前に薬効成分が下へ下へと押し流されてしまうため、効果が半減してしまうのです。薬剤が眼球にとどまらず体内に流れることで、例えば緑内障の目薬だと心臓の脈に影響したり、ぜんそくなどのせき症状を悪化させたり、普通にしていても眠くなったりというリスクが上がります。もちろんそれだけでなく鼻から口へと流れ込むことでむせたり、苦味を感じてしまうこともあります。

同様に、点眼後に眼球を小刻みに動かすのもよくありません。眼球を動かしたほうが全体に薬効成分が行き渡りそうに思えるかもしれませんが、それは錯覚です。

また、点眼後に目頭をティッシュで押さえるのも避けましょう。これはごく単純な話で、ティッシュで目頭を押さえると、せっかく目に入れた薬液が吸い取られてしまうからです。もちろん目から溢《あふ》れた分を拭うのは問題ありません。

一番いいのは、点眼後にそっと目を閉じ、目薬が眼球に行き渡るように目頭を軽く押さえることです。私の研究グループが行った臨床実験でも、点眼後に目頭を押さえるグループと、目頭を押さえないグループとでは、前者に約2倍もの薬効が表れたという結果が出ています。

ちなみに、目薬が目から溢れることが気になる人もいるかもしれませんが、そもそも目薬の一滴はそれくらいに調整されているため、多少は流出しても大丈夫です。きちんと眼球に行き渡っていれば、追加で差す必要はありません。

目薬の「いつ」「どこに」「どれくらい」をスッキリ解明

あといくつか、目薬に関する疑問、誤解を挙げておきましょう。

「目薬は、目のどの部分を狙って差したらいいのか？」と聞かれることもありますが、そんな細かいことを気にする必要はありません。黒目を狙おうと白目を狙おうと、先ほど述べた要領で適切に差せば、一滴だけで眼球に行き渡ります。

目薬を差す時間は、もし意識できるのならば「朝イチ」がベストです。

ちなみに、昔は「寝る前に目薬を差してはいけない」と言われていたのですが、今は違います。

昔の目薬には、防腐剤として少量の水銀が使われていました。

涙はまばたきによって分泌されるため、寝ている間は分泌されません。寝る前に目薬を差すと、水銀が涙で流れずに目に染みて、翌朝目が痛くなることがありました。そのため寝る前に目薬を差すことは避けるように言われていたのです。

でも今の目薬には、水銀は含まれていません。ですから夜に目薬を差しても問題ないのですが、朝に差したほうが目薬のメリットを享受しやすいといえます。

今も述べたように、寝ている間は涙が分泌されないため、起きぬけの目は意外と乾いています。目を閉じている間、ずっと潤っているように思えるかもしれませんが、実は違うのです。

言われてみれば、起きた瞬間、なんだか目がヒリヒリして目を開けづらい感じがする、そんな覚えはありませんか？　それこそが「乾き」のサインです。

特にドライアイの人は、枕元に目薬を置いておき、目覚めた瞬間に目薬を差すくらいのつもりでいるといいでしょう。また、朝に目薬を差すと単に目がスッキリして、気持ちもスッキリと1日を始められるというメリットもあります。

目薬を差し忘れることが心配な人は、日常的な動作とセットにしてみてください。例えば、「歯磨きをしたら目薬を差す」「食後に目薬を差す」と決めておく、などです。

眼科で処方される目薬だと、「1日3回」などと1日に複数回差すように指示される場合があります。ところが目薬というのは、どうも軽視されがちのようで、内服薬ならば「1日3回」を守れるのに、つい目薬は忘れてしまうという声をよく聞くのです。

もっとも、胃腸に影響する内服薬のように「食前」「食後」「食中」といった分け方はないので、**もし点眼を忘れてしまっても、思い出したときに差せばかまいません。**

ただ、それだとずっと忘れがちになって、結局は、薬効成分が不足してしまう恐れもあります。目薬はいつ差してもいいものとはいえ、確実に差すタイミングを設けておいたほうが、より安心でしょう。

また、2種類以上の目薬を処方された場合は、差すタイミングは同じでいいのですが、それぞれの間は5分ほど開けてください。質感がさらっとした目薬とドロッとした目薬を処方されたら、さらっとしたほうを先に差します。

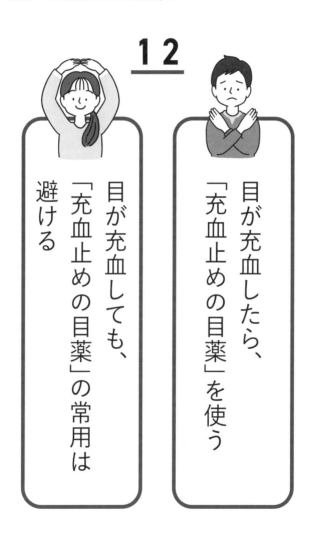

12

目が充血したら、「充血止めの目薬」を使う

目が充血しても、「充血止めの目薬」の常用は避ける

充血止めでは「充血の根本原因」は解消しない

市販薬の中には「充血止め」をうたう目薬も何種類かあります。カメラで顔が大写しになる職業や人と間近に接する職業の人たちに重宝されているようですが、眼科専門医として、充血止めの目薬の多用はおすすめできません。

理由はシンプルです。充血を解消しても、充血の原因は取り除かれないからです。

そもそも、なぜ、目は充血するのでしょうか。寝不足だと目が充血する。泣いた後に目が充血する。それもたしかに一因ですが、ドライアイやアレルギーで充血しているケースも多々あります。

充血用の目薬を使うのは、こうした充血の原因にはアプローチせずに、充血だけを解消するということです。

要するに充血止めの目薬は、対症療法にすぎません。充血の根本原因は依然として残ります。こうして何ら手を打たないまま表面上だけ解消するために、ドライアイやアレルギーの症状が悪化し、ひょっとしたら、もっと深刻な目の疾患に発展してしまうかもしれないのです。

一度、充血止めの目薬を使うことがクセになったら、「使わないと充血する→もっと頻繁に使う→いっそう根本原因が放置される→症状が悪化する」という悪循環に陥ってしまいます。絶対に使ってはいけないとはいいませんが、常用は避けてください。

女優さんやモデルさんなど、一流の方や第一線で長く活躍する方にテレビの撮影などでお会いすることがありますが、カメラに大きく写る方でも「充血止めの目薬は使わない」と言っていました。

13

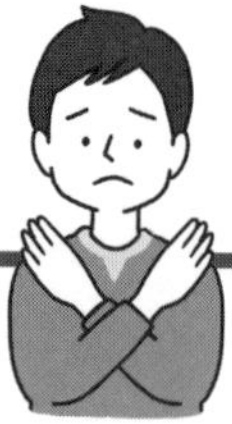

1カ月以上前に買った目薬を使っている

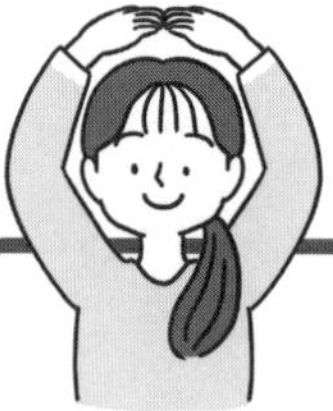

余っていても1カ月たったら買い替える

古い目薬は「ばい菌の培養液」と化している

目薬の容器を押すと、一滴の薬液が落ちてきます。このとき目薬の容器内は一時的に陰圧になります。スポイトを思い浮かべていただけるとわかりやすいかと思いますが、手の圧を緩めると、内側へと吸い込む力が働きます。

つまり、目薬の容器は外から不純物を取り込みやすく、内部で雑菌が繁殖する可能性があるということです。ここまでいえば、同じ目薬を何カ月も使い続けるリスクは想像できるでしょう。

開封し、最初に使ってから1カ月以上たった目薬を使うのは、ばい菌を目に差しているようなものといっても大げさではありません。1回でも口をつけて飲んでから1カ月たったペットボトル飲料なんて、誰も飲みませんよね。理屈としてはこれと同じです。

「古い目薬は感染症の元」――そう心得て、薬液が残っていても惜しまず「1カ月」を目途に買い替えましょう。そもそも目薬の容量は、通常、「1カ月で使い切る量」になっていません。「買い替え時に余っているのが普通」なのです。

そのうえで、なるべく目薬の容器に不純物が入らないよう注意することも大切です。

一番気をつけたいのは、目薬の容器が陰圧になる瞬間、つまり目薬を差す瞬間です。

確実に点眼したいがために、よく眼球に触れそうなくらいにまで容器を近づけて差す人がいますが、眼球は無菌状態ではありません。細菌を取り込んでしまわないために、最低でも1センチメートルほどは離した位置から点眼してください。

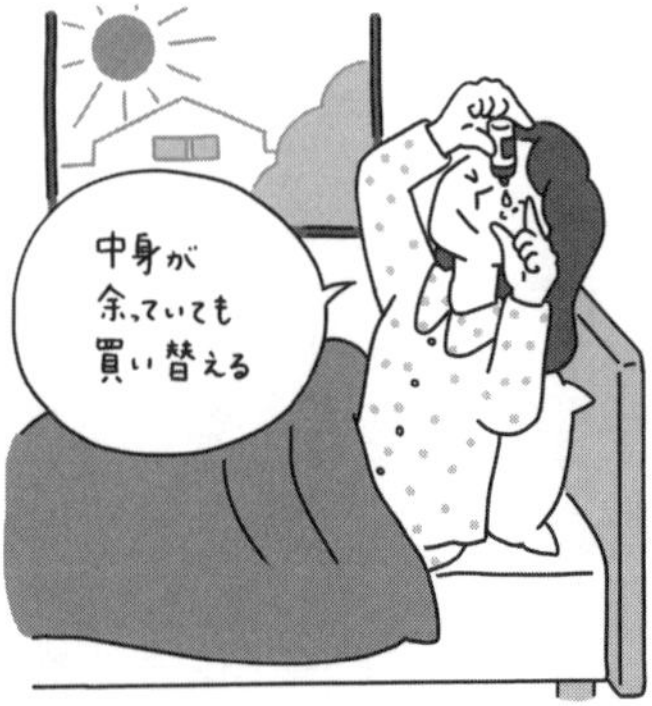

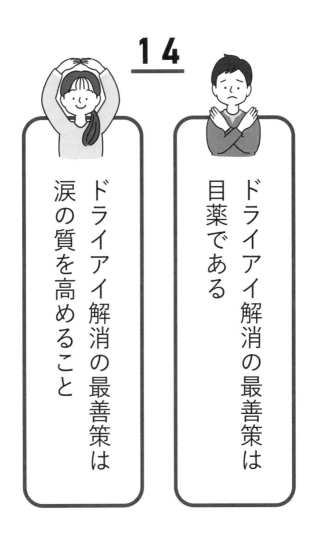

14

ドライアイ解消の最善策は
目薬である

ドライアイ解消の最善策は
涙の質を高めること

目の乾きに目薬だけで対処するのは、実質、不可能

ドライアイの人は、目の乾きがつらくて、頻繁に目薬を差したくなるものでしょう。ドライアイ用のものならば、目薬がドライアイ解消の有効策の一つであることは確かです。ただし「最善策」かと問われると、そうとはいえません。

目薬がドライアイ解消の最善策ではない、その理由は二つあります。

まず一つめは、市販の目薬の効果の持続時間はせいぜい30秒程度だからです。つまり、ドライアイを目薬だけで改善しようと思ったら、30秒ごとに目薬を差し続けなくてはいけません。これは現実的ではありませんね。

しかも防腐剤入りの目薬だったら、30秒ごとに薬液と一緒に防腐剤も目に入れることになり、かえって目にダメージを与えることになってしまいます。目薬の適切な使用法が「1日に4〜6回」とされているのは、そのためなのです。

ちなみにドライアイ対策として目薬を使用したいのなら、市販の目薬を買うのではなく、眼科で処方してもらうことをおすすめします。

市販の目薬にも「ドライアイに効果的」とうたっているものがありますが、ハッキリ言って、成分的にあまり高い効果は期待できません。効かないものを頻繁に差し続けるよりも、きちんと効くものを適切に使用することが一番の早道なのです。

「量」より大事な「涙の質」を上げる方法

さて目薬がドライアイ解消の最善策ではない二つめの理由は、ドライアイの原因は涙の「量」よりも「質」にあるといえるからです。

ドライアイは乾き目、つまり涙が眼球を十分に潤していないということですが、涙の「量」に問題があるケースは多く見積もっても1割程度でしょう。

涙はただの水ではなく、脂質やタンパク質などの複合体です。中でも代表的なのは油分と、ムチンという粘性の糖タンパク質です。ムチンは、オクラや山芋などのネバネバ食品に多く含まれているものとして、ご存じの方も多いでしょう。

つまり、極端な言い方をすると、眼球を潤している涙は「ネバネバした油膜」であることが理想であり、これらの成分が不足するほどに眼球は乾きやすくなる、ドライアイになってしまうというわけです。

より質のよい涙を分泌できるようになる鍵は、ちょっとした習慣にあります。

まず挙げられるのは、目の周りを温めることです。

目の周りを温め、眼球の血の巡りをよくし、「眼球の冷え性」を改善することが、より質のいい涙の分泌につながるでしょう。

また、先にムチンはオクラや山芋に多く含まれていると述べましたが、オクラや山芋でムチンを摂取しても、涙のムチンが増えるわけではありません。一方、「ラクトフェリン」という糖タンパク質は、涙の質の向上に効果的とされています。ラクトフェリンはヨーグルトに含まれるものもありますし、サプリメントもあります。

涙の油分を補うために、適度に脂質を摂取する食生活も大切です。ダイエット志向で過度に脂質をカットするのは、体全体の健康のためにもよくありません。

特に涙の質の向上に効果的とされているのは、DHA（ドコサヘキサエン酸）やEPA

（エイコサペンタエン酸）を含む魚の脂です。脂といってもジャンクフードではなく、こうした良質な脂を摂取するように日々、心がけましょう。眼科の点眼薬であればこのムチンをサポートしてくれる目薬などもあります。そういう意味でも、市販の点眼薬で効かない場合は早めに眼科で治療を受けてしまったほうがいいのです。

現代人の8割がドライアイ

パソコンやスマートフォンなどのデジタルデバイスを常用している人の8割ほどがドライアイになっているという研究があります。というのもデジタルデバイスを見ている間は、まばたきの回数が減るからです。

デジタルデバイスの画面は、微細に動く強い光を発しています。デジタルデバイスを使っている間、人間は無自覚のうちに「動いている光を一生懸命、目で追いかけている状態」になっているのです。

動いているものを目で追いかけていると、どうしても、まばたきの回数は減ります。デジタルデバイスを使っている間の「まばたきの少なさ」が涙の質の低下を招き、ドライアイを誘発してしまうわけです。

これに輪をかけるのが、現代人はストレスが多く、交感神経優位の状態が過剰に続きがちであることです。

交感神経優位だと血管が収縮します。眼球にも無数の毛細血管が走っており、交感神経優位だと眼球の血の巡りが悪くなるのです。これが、先に述べた「眼球の冷え性」の原因であり、ここでも涙の質の低下が起こります。

このように、現代人は「デジタルデバイスの多用により、まばたきが少なくなりがち」「さまざまなストレス下で交感神経優位に傾きやすいことで、眼球の血の巡りが悪くなりがち」という二重の意味で、ドライアイになりやすいのです。

とはいえ、デジタルデバイスを一切使わないというのも、ストレスをゼロにするというのも難しいでしょう。ならば、せめて先に挙げたようなちょっとした習慣で、涙の質を上げていきましょう。

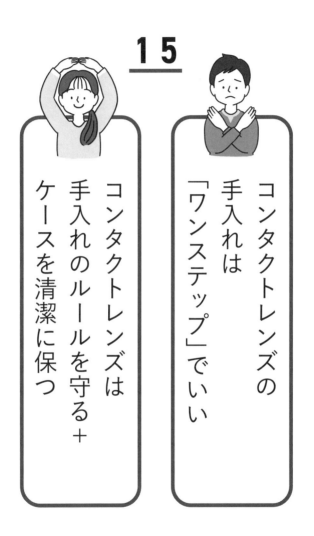

15

コンタクトレンズの
手入れは
「ワンステップ」でいい

コンタクトレンズは
手入れのルールを守る＋
ケースを清潔に保つ

面倒でも従来の「煮沸→タンパク質除去」のケアのほうがいい

コンタクトレンズに関して一番気をつけていただきたいのが、実は「ワンステップ」のケアです。

ソフトコンタクトレンズの手入れは、従来、「電気で煮沸→タンパク質除去剤で洗浄→保管液を入れたケースで保管」という面倒なものでした。そこで登場したのが、ワンステップでケアできることをうたった洗浄・保管液です。

ワンステップとうたっているとおり、液剤入りのケースにコンタクトレンズを入れるだけで手入れが完了するというもので、従来の手入れの面倒臭さを払拭した画期的な商品でした。

ところが一つ、落とし穴がありました。

この製品では「アカントアメーバ」という菌を殺菌できないのです。ゴシゴシ洗えば除去できます。おそらくメーカーは、そうやってしつこく洗ったものを提出して承認を得たのでしょう。

でも一般のユーザーは、ゴシゴシしつこく洗ったりしません。すっかり除菌できたものと思って、「アカントアメーバつきのソフトコンタクトレンズ」を装着する人が多数いたとしても不思議はないでしょう。現に、このタイプの製品が発売されて以降、アカントアメーバ感染症の症例は増えているのです。

2ウィークの使い捨てコンタクトや、使い捨てではないソフトコンタクトレンズを使うのなら、面倒でも従来の方法でケアするほうが安全ではあります。

コンタクトレンズの「ケース」は洗う、定期的に買い替える

コンタクトレンズは、正しい使い方をしていれば危険なものではありません。

例えば「1デー」のものは1日使ったら捨てましょう。

また、「2ウィーク」は1回きりの使い捨てではなく、1回使ったものをまた装着することになるので、当然ですがきちんと手入れをしなくてはいけません。

実はコンタクトレンズを使用していて、重症の目の感染症を起こしたした人のう

ち、2ウィークを使っている人が一番多いのです。これは1デーほど手軽ではなくケアが必要であるのにそのケアを怠りがちであること。さらには「2週間だけ使う」という前提で作られたものですから、2週間使ったら捨てなければいけないのに、期限を過ぎても使ってしまう人がいるからです。実感的には1デーで感染を起こす人も多いのですが、軽症で済む傾向があります。1デーをそこまで長く使う人は少ないので、重症になるのは2ウィークのほうが多いということです。

手入れというと、まず思い浮かぶのは「コンタクトレンズをしっかり洗浄すること」でしょう。たしかにコンタクトレンズの洗浄は非常に重要なのですが、意外な盲点は「コンタクトレンズを入れるケース」です。

ケースが汚れていたら、いくらしっかりとコンタクトレンズを洗浄しても、ケースに入れたとたんに雑菌まみれになってしまいます。すると、装着前にはコンタクトレンズを洗浄しませんから、雑菌まみれのコンタクトレンズを目に入れることになります。これが感染症の原因になるのです。

私は、コンタクトレンズが原因と思われる感染症患者さんには必ず「ケースも持ってきてください」と伝えます。そのケースを培養して顕微鏡で見てみると、たいていは、ばい菌がびっしりと張り付いています。毎度のことながらゾッとします。

というわけで、**「コンタクトレンズをきちんと手入れすること」とは「コンタクトレンズをしっかり洗浄する＋ケースを常に清潔に保つ**（定期的に買い替える）**こと」を意味します。**

この正しい認識のもとで、2ウィークのものを2週間だけ使っている限りは、何も危険はありません。

中には2週間使った流れで、つい長めに使用してしまっているという人もいるかと思います。今後は絶対にやめてください。まだ使えそうに見えるものを捨てるのはもったいないと思うのでしょうが、実際は大丈夫ではありません。

16

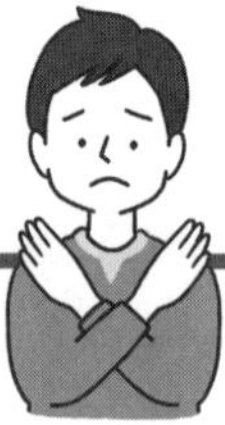

ディファイン、カラコンを
毎日使っている

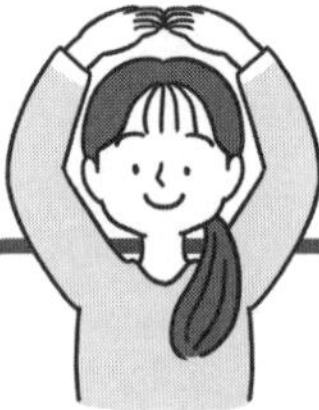

リスクを下げるために
必要なときだけ使う

「目の酸欠状態」により、黒目が小さくなる可能性がある

黒目を大きく見せるディファインコンタクトレンズや、黒目の色を変えるカラーコンタクトレンズを使っている方がいます。自分をどう見せるかは個人の好き好きですが、これらのコンタクトレンズは「酸素透過率が低い」という事実を知らないままだと、やがて好ましくない結果を招くことになってしまうかもしれません。

コンタクトレンズの酸素透過率が低いというのは、装着している間レンズに覆われている黒目がずっと「酸欠状態」になるということです。すると酸素を送るために白目から黒目に血管が入り込んできて、結果、黒目が小さく見える可能性があるのです。

黒目を大きく見せるためにディファインコンタクトを使っている、あるいは黒目を自分の望む色に見せるためにカラーコンタクトを使っているのに、それがかえって黒目を小さくしてしまうかもしれない。問題は、このリスクをどう受け止めるか、です。

何を選ぶかは個人の自由です。ただ、こうしたリスクを知ったうえで選ぶのと、知

らずに「かわいいから」というだけで選ぶのでは大違いでしょう。

まつ毛のエクステも、つけていると自前のまつ毛が抜けてしまい、貧相になるといわれています。だから一度エクステをつけると、まつ毛を豊かに見せるためにはずっとつけ続けなくてはいけません。

ディファインコンタクトやカラーコンタクトも同様です。リスクがわかっていれば、それを避けるために「ここぞ」というときだけ使うという選択もできるでしょう。

リスクを知らずに使ってきたせいで、黒目が小さくなってしまったときに「知っていたら使わなかったのに」と思っても後悔先に立たず。正しい知識のもとで選択していくことが重要です。

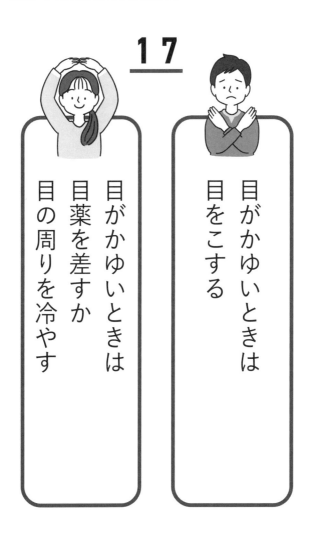

17

目がかゆいときは
目をこする

目がかゆいときは
目薬を差すか
目の周りを冷やす

目の最大の危険要因は自分自身？

目をこするのが「いいこと」だとは、もちろん誰も思っていないでしょう。しかし「どれくらいよくないことなのか」という点では、眼科専門医と一般の方とで認識のズレを感じることがあります。

目をこするくらい、大したことではないと思っている人もいるかもしれません。だとしたら大きな間違いです。目を頻繁にこすっていると、網膜剝離や白内障といった深刻な疾患のリスクは間違いなく高まります。

眼球はとてももろいものですが、しっかりと頭蓋骨の硬い骨に囲まれています。そのため、例えば「転ぶ」とか「ボールが顔に当たる」といった外部の衝撃からは、意外とちゃんと守られるようになっています。

そのなかで眼球にピンポイントでダメージを与える可能性があるトップ1こそ、実は「目をこする」という自分自身の行動なのです。

例えば、顔を洗うとき、まぶたのあたりはゴシゴシ洗わないようにしましょう。せっけんの油分が汚れを吸着することで汚れが落ちるので、そもそも強くこする必要はないわけです。まぶたのあたりだけではなく、顔全体をゴシゴシ洗わないと覚えておいてもいいかもしれません。泡でふんわり包み込むようにして洗えばＯＫです。

もちろん汚れをしっかり落とすことは、目の健康にとっても重要です。

特にしっかりとお化粧をされる方は要注意です。洗顔するときは目を閉じると思いますが、強く目を閉じたまま洗顔を終えると、目のキワにファンデーションやアイメークの成分が残ってしまうことがあります。

すると化粧品の油分を栄養分として「デモデックス」などのまつ毛ダニが繁殖し、目のキワに炎症を起こした結果、かゆみが出たり、まつ毛が短くなったりすることがわかっているのです。

メークを落とすときは、まず通常のメーク落としで洗顔し、さらに綿棒などで目のキワを優しく拭うようにして、ファンデーションやアイメークをしっかりと落としましょう。目の周り専用のアイシャンプーを使うのもおすすめです。

日ごろしっかりとメークをしている患者さんの中には、アイラインの成分が目の中に入ってしまっているケースも一定数見られます。自覚がないだけで、要は異物が目の充血やかゆみを起こしているわけです。

また、まつ毛の内側の目のキワには「マイボーム腺」という涙の分泌腺があります。そこにアイラインを引いてしまうと分泌腺がふさがれてしまい、涙の分泌が悪くなるため、ドライアイや充血を招きます。

目がかゆいときの対処法

目がかゆいときは目薬を差すか、冷たいタオルなどで目の周りを冷やします。目薬を使うのなら、市販薬より、眼科処方のアレルギー用（かゆみ止め入り）目薬のほうがいいでしょう。市販の目薬にもアレルギー用をうたっているものがありますが、やはり成分的には処方薬より弱めです。

目を冷やしていいのかと思った人もいるかもしれませんが、これはケース・バイ・

ケースです。血流を促進したいときは目を温め、抑制したいときは目を冷やします。眼精疲労（目の疲れからくる全身症状）やドライアイなどの慢性症状は、血流を促進することで緩和する可能性が高いため、目を温めます。

一方、目のかゆみは何らかの炎症が起こっているというサインですから、血流を一時的に抑制して炎症反応を止めるために、冷やしたほうがいいのです。

18

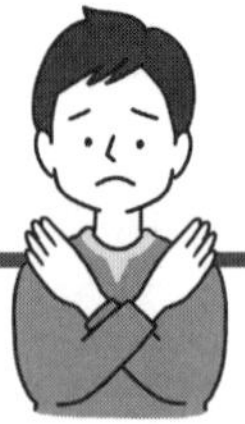

3年以上同じサングラスを
使っている

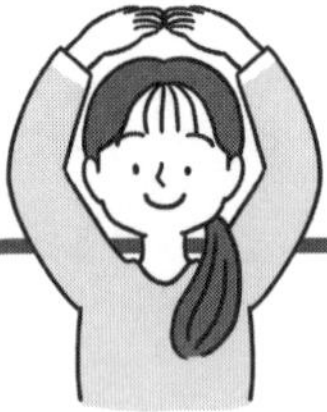

サングラスは2年に一度
チェックする

目を無防備にすることは、「内臓を炎天下にさらす」ようなもの

肌の紫外線対策は万全なのに、目の紫外線対策には無頓着。なぜなら必要がないから――。

そんなふうに思っている人は、さまざまな目の病気になるリスクを自ら高めてしまっています。一生のうち、できるだけ長く目の健康を維持したいのなら「絶対に」必要だと思ってください。

目は体のなかで唯一、「外部にむき出しになっている臓器」です。内臓は硬い骨や分厚い筋肉、脂肪、さらには皮膚という多層構造で守られていますが、目は外界から光を取り入れなくてはいけない関係上、外部にさらされています。この認識が薄い人が多すぎるように思えてなりません。

特に、紫外線は目に見えませんし、浴びても別に痛くありません。皮膚が日焼けしたらわかりやすく変化しますが、目は明らかな変化も起こりづらいものです。ゆえに目に対する紫外線のダメージになかなかイメージが及ばないのも理解はできます。

しかし、その間にも目は紫外線のダメージを受けています。そしてそれは、白目が黄色っぽくなるという見た目の変化から、視力低下、白内障、緑内障など深刻な目の疾患にもつながりうるのです。

透明なレンズでも紫外線をカットできる

では、紫外線から目を守る方法をいくつか挙げておきましょう。

まず、多くの人が思い浮かべるであろうサングラスです。「サングラス」と言ってしまうと「仕事の都合上、サングラスはできない」という人が出てきそうなので、「紫外線カット仕様のメガネ」と言ったほうがいいかもしれません。

濃い色のついたレンズでないと紫外線をカットできないわけではありません。見た目は通常のものと一切変わらない無色透明なレンズでも、紫外線カット仕様のものがあります。メガネショップで探してみてください。

ちなみに色付きのレンズなら可視光線（目に見える光線）もカットできますが、紫外線に比べれば、可視光線のエネルギーはごくごくわずかです。目の健康のために気にしなくてはいけないレベルではありません。

よく「紫外線対策には何色のサングラスが一番いいですか？」と聞かれるのですが、ここまで読めば、もう私の答えはわかるでしょう。「何色でも、自分の好みや使い勝手で選んでいい」というのが正解です。

「2年」を目途にレンズをチェックする

それと、サングラスにせよ、紫外線カット仕様のメガネにせよ、一種の「有効期限」があることも併せて覚えておいてください。

もともとメガネの度数の見直しのタイミングは「2年に一度」です。これは紫外線カット仕様のメガネ、サングラスの紫外線対策効果も同様と考えていいでしょう。

紫外線対策用のレンズには、紫外線をかく乱するタイプと吸収するタイプがあるのですが、特に紫外線を吸収するタイプのレンズは、時間がたち、紫外線を浴びるごとに効果が薄れていきます。そしてそもそも、通常のメガネであっても2年程度で表面のコーティングなどが剝がれたり劣化したりします。ですからメガネは2年に一度チェックしたほうがいいのです。

とりわけ色の濃いサングラスには要注意です。

紫外線を吸収するのはサングラスの「色」ではなく、「加工」です。色が濃いほうが何となく紫外線からの防御力が強そうに思えるかもしれませんが、色はまったく関係ありません。

さて、サングラスの購入から年月がたち、紫外線を吸収する加工が薄れた状態で色の濃いサングラスをかけると、目にはどんな影響があると思いますか?

暗いところにいると、より多くの光を取り込めるように目の瞳孔が開きます。色の濃いサングラスをかけていると明るいところにいても、暗いところにいるときと似たような目の状態になります。ただし、そのサングラスの紫外線吸収加工は薄れてしまっているとしたら、目の瞳孔が開いているところに紫外線が差し込んでしまいます。

　というわけで、**「紫外線吸収加工が薄れた色の濃いサングラス」をかけて日光を浴びると、目はむしろ「サングラスなし」の状態で日光を浴びたときよりも激しいダメージを受ける可能性があるのです。**

　サングラスや紫外線対策用のメガネの保管環境も重要です。紫外線を吸収する加工は紫外線に触れるごとに薄れていくので、使わないときは日の光に当たらないよう、ケースにしまっておきましょう。

紫外線カット仕様のコンタクトレンズもある

　今は紫外線カット仕様のコンタクトレンズも珍しくなくなっています。

　コンタクトレンズで覆われるのは黒目だけですが、白目の紫外線ダメージは目の疾患とはあまり関係がありません。緑内障などを防いで目の健康を維持するという意味では、紫外線カット仕様のコンタクトレンズでもいいでしょう。

　ただし白目の変色を避けたいのなら、コンタクトレンズだけでは不十分です。屋外ではサングラスをかける、あるいは帽子（つば広の帽子や野球帽のようなキャップ）、日傘といった一般的な紫外線対策も目の紫外線対策になります。

紫外線の影響はゼロにはできませんから、赤ちゃんのような真っ白な白目を取り戻すのは不可能です。

しかし細胞のターンオーバーによって肌が周期的に生まれ変わるように、白目も周期的に生まれ変わっています。今からでも対策をしっかりとることで、変色の進行を遅らせることができるでしょう。

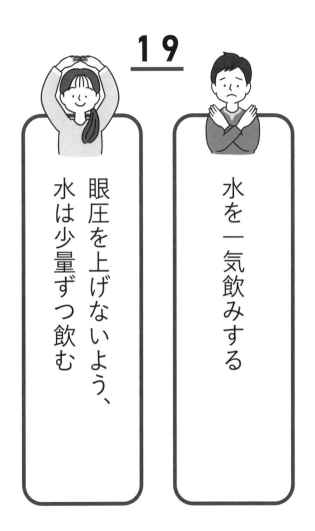

19

水を一気飲みする

眼圧を上げないよう、水は少量ずつ飲む

いたずらに「眼圧」を上げるような行動は控えたほうがいい

会社の健康診断などで眼科検診に行くと、視力検査と一緒に必ず「眼圧」の測定も行われると思います。しかし、その意味合いをいまいち理解していない人がほとんどではないでしょうか。

眼圧測定とは、空気を軽く当てて「眼球の圧力」を測ることで「眼球の硬さ」を調べるものです。

なぜこの検査が重要かというと、**眼圧が高い、つまり眼球が硬いと、失明原因の1位である緑内障のリスクが高くなることがわかっている**からです。近年では眼圧の高さと近視の進みやすさの相関も指摘されています。

ここから言えるのは、「眼圧が高くなるような行動」は、できるだけ避けたほうがいいということです。日常生活のなかにも、知らないうちに眼圧を上げてしまう行動がけっこう潜んでいます。

その筆頭が、「水の一気飲み」です。水分補給は目の健康にとっても重要ですが、汗をかいたり、脱水症になったりしたときを除いて、一般的に水の一気飲みはよくありません。

体に水分が入ると、血液中の水分量が増えます。ごく単純にいえば血管を流れる液体の量が増えるため、血管に圧がかかります。これは大半の臓器にとっては大した問題ではないのですが、ごく微細な毛細血管が張り巡らされている眼球には、過度な圧力をかけてしまうのです。

いたずらに眼圧を上げないよう、「水分補給は少量ずつ」が鉄則です。

例えば500ミリリットルの水を一気に飲むと、平均で3～4、最大で7ほども眼圧が上がることがわかっています。

眼圧の正常値は10～20ですから、その30～40パーセント、最大で70パーセントほども眼圧が上がるというのは、いわば収縮時血圧（最高血圧）が正常値の130から一気に170くらいまで上がるようなものです。

1回に飲む量は、200ミリリットル程度が適当です。もちろん1回の摂取量を抑

えたせいで水分不足になっては本末転倒ですから、1時間に1回くらいを目安に「マメな水分補給」を心がけていきましょう。

「過度な運動」は目をいじめる行為

「水の一気飲み」に加えて、気をつけたいのが運動習慣です。

運動のすべてが悪いわけではありません。「筋トレ」の場合、自重トレーニング程度ならば問題ないのですが、重すぎるウエートを用いた筋トレだと「いきむ」たびに眼圧が上昇するという研究があります。

意外なところでは、「ヨガ」も要注意です。

さまざまなポーズをとることで、ほどよく体全体がストレッチされ、呼吸を繰り返す有酸素運動でもあるヨガが概して体にいいことは確かです。ただし、唯一、目の健康を考えるうえで懸念されるのは「頭が心臓よりも下になるポーズ」です。

頭が心臓より下になると、当然ながら、頭に血が上ります。すると眼球にも圧力がかかってしまうのです。ヨガをやめる必要はありませんが、目の健康を思うのなら、頭が下になるポーズは避けたいところです。

逆に、目にいい運動もあります。体に酸素をふんだんに取り入れ、巡らせる「有酸素運動」（ウォーキングや軽いジョギング）は、必然的に目への酸素供給にもなり、目の健康維持に寄与します。

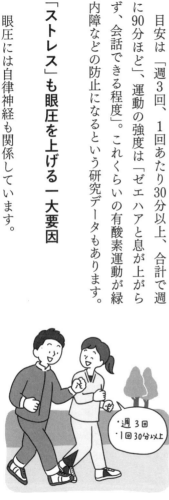

目安は「週3回、1回あたり30分以上、合計で週に90分ほど」、運動の強度は「ゼエハアと息が上がらず、会話できる程度」。これくらいの有酸素運動が緑内障などの防止になるという研究データもあります。

「ストレス」も眼圧を上げる一大要因

眼圧には自律神経も関係しています。

ストレスを感じると、緊張状態を司《つかさど》る交感神経が優位になるのですが、このとき体中の血管が収縮します。眼球も例外ではありません。交感神経が優位になると眼球の毛細血管が収縮するし、そこで眼圧が上昇するのです。

現に、緑内障に処方される目薬は、交感神経を鎮める効果のある成分が使われています。交感神経を鎮めることで眼圧を低下させ、緑内障を軽減する狙いがあるわけです。

ストレスには、仕事やプライベートでの人間関係のストレスもありますし、騒音や急激な冷えといった環境的なストレスもあります。冬場は眼圧が高くなるという研究報告もあるほどです。

すべてのストレスを取り除くのは難しいものですが、自然に触れに行く、自宅でのんびりする、ゆったり入浴するなど、適宜、自分に合ったリラックス習慣を取り入れましょう。

眼圧を上昇させる「睡眠姿勢」に要注意

みなさんのなかに、「睡眠時はうつぶせ」という人はいるでしょうか。

問題は、うつぶせになったときの顔の角度です。心臓より眼球が下にならない顔の角度ならば、ギリギリセーフです。

しかし、心臓より眼球が下になる顔の角度で寝ると、眼球の中の水晶体というレンズが本来の位置から少しだけ下に落ちることになり、眼球から余分な水分を排出する箇所がふさがれてしまいます。そして余計な水分が排出されないことで、眼圧が上昇してしまうのです。

年に数回ならばいいのですが、毎日、ランチ後にデスクに突っ伏して仮眠を取るなどの行為は、眼球にとっては最悪の習慣です。

同じ理由で、マッサージ店や整骨院によくある「顔のところに穴が開いているうつぶせ用のベッド」や、理髪店の「顔を下に向けるシャンプー椅子」も好ましくないのですが、それほど高頻度でなければ、あまり心配はありません。

また、横向きで寝るのはいいのですが、枕の硬さ（柔らかいほうが目に圧力がかかりやすい）や顔の角度によっては、眼球が枕に押し付けられるような感じになってしまいます。これはよくありません。目にかかる圧力上昇は、眼圧の上昇を意味するからです。

まとめると、睡眠時の姿勢は「あおむけ」がベストです。とはいえ眠りやすい姿勢は人それぞれでしょう。**今後は目の健康のために、とにかく「顔が下向きになる」「眼球が枕に押し付けられる」ことだけは避けるよう、意識してみてください。**

ただ、これらの生活上の注意は可能であればというレベルですので、無理せず取り組んでいただければと思います。

20

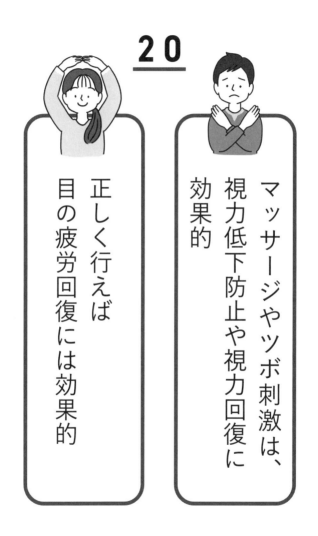

マッサージやツボ刺激は、視力低下防止や視力回復に効果的

正しく行えば目の疲労回復には効果的

現状では肯定も否定もできない

視力低下の防止や視力回復に効果的なマッサージやツボ刺激はあるのかというと、今のところ、医学的には明確に認められていません。唯一、耳ツボには効果があるかもしれないと言われている程度です。

ですから現状、眼科専門医としては、マッサージやツボ刺激の効果について否定も肯定もしないという立場です。国内外で研究は続けられているので、ひょっとしたら今後、より実証性の高い研究論文が出てくる可能性も考えられます。

では視力そのものではなく、目の疲れを取りたいときはどうでしょうか。

パソコン作業が続いて目がしばしばする、目の奥がズーンと重いなど、目の疲れを感じたときに目のあたりを揉む人は多いと思いますが、絶対に避けていただきたいのは眼球に圧をかけることです。

「眼球を揉む気持ちよさ」は危険な気持ちよさ

眉毛や、眼球の周りの骨のキワを指圧するのはかまいません。でも、まぶたの上から直接、眼球を揉むのはいけません。

眼球を揉むと、筋肉がほぐれる感じがして気持ちいいとは思います。しかし、その気持ちよさは、凝っている肩を揉んだときの気持ちよさとはまったく別もので、実は「危険な気持ちよさ」なのです。

眼球を揉むと気持ちよく感じるのは、「眼心臓反射」という神経系への作用により、一時的に徐脈になるからです。徐脈とは、脈が一時的に遅くなることです。こういうとリラックス効果と思われそうですが、そんな生易しいものではありません。

ある角度からじわりと首を絞めると意識が落ちますが、眼心臓反射は、むしろこれに近いイメージです。決して大げさではなく、眼球に圧を加えて誰かの意識を落とすことも可能なのです。

つまり眼球を揉んだときの気持ちよさは、筋肉がほぐれる気持ちよさなどではな

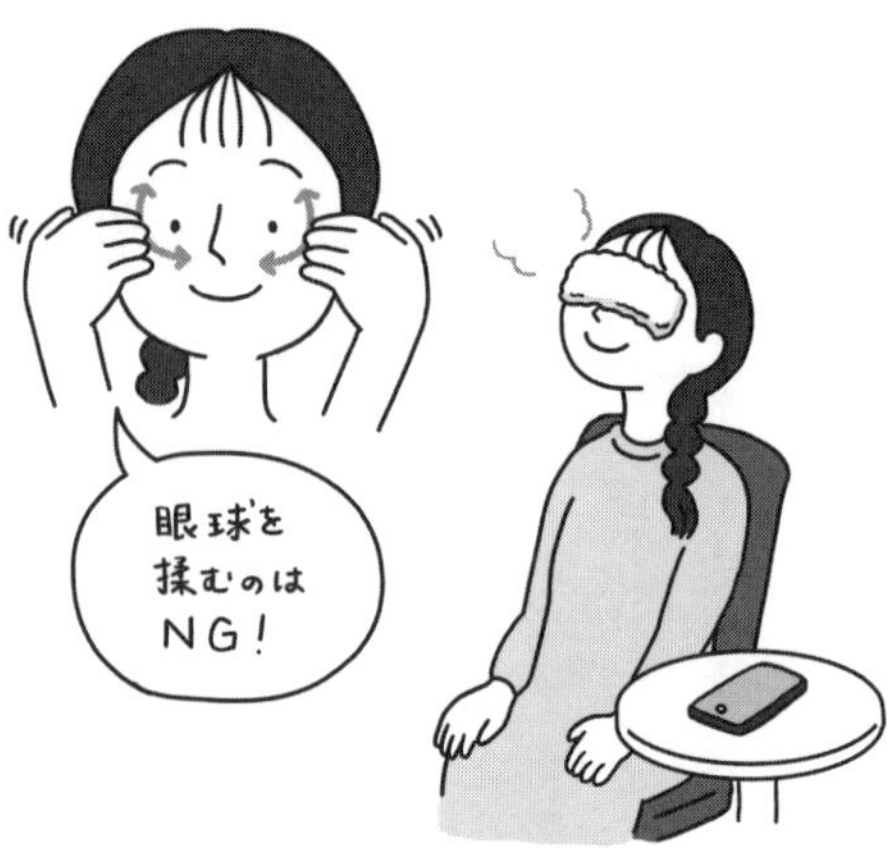

く、意識が落ちる寸前のフワッとした気持ちよさです。先に「危険な気持ちよさ」と表現したのは、そういうわけです。

もちろん、本書でもしばしば触れてきたように、眼圧が上がること自体、目の健康によくありません。眼圧が上がると緑内障のリスクが高くなるほか、近視の進行が加速するとも指摘されています。

というわけで、やはり眼球に圧をかけていいことは一つもありません。目の疲れを感じたら、眉毛や眼球の周りの骨のキワを軽く刺激するか、ホットタオルや目の温活グッズで目のあたりを温めましょう。

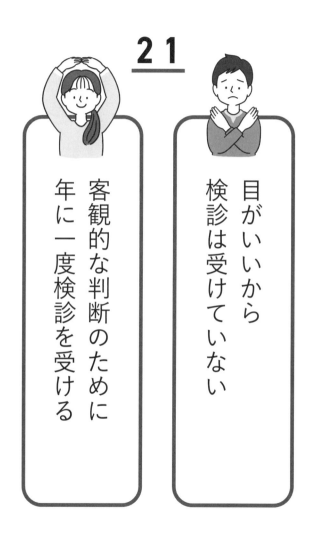

21

目がいいから
検診は受けていない

客観的な判断のために
年に一度検診を受ける

視力は「いい・悪い」ではなく「以前との比較」で考えるべき

これもありがちな誤解なのですが、視力（メガネやコンタクトレンズによる矯正のない「裸眼視力」）がいいから検診を受けなくても大丈夫、とはいえません。

そもそも一般的には何をもって「視力がいい」と思われているのでしょう。0・8や0・9まで見えれば「視力がいい」のでしょうか？

専門的には「視力」とは相対的な指標です。現時点で「いい・悪い」という話ではなく、「以前と比較してどうか？」という変化こそが重要です。

例えば、一般的には視力0・9は「視力がいい」ほうに入るのかもしれませんが、昨年は1・0だったところから0・9に下がったのなら、それは「大丈夫」とは言い切れません。視力が下がった場合は近視の進行も考えられますし、何らかの病気になっている可能性もあります。

失明原因トップ5の病気は、「末期まで1・0くらい見える」

「視力がいいから検診を受けなくても大丈夫」とはいえない理由は、これだけではありません。

失明原因のトップ5である「緑内障」「糖尿病網膜症」「網膜色素変性症」「加齢黄斑変性」「網脈絡膜萎縮」は、実はかなり進行するまで1・0くらいは見えていることが珍しくないのです。

1位の緑内障の場合、いよいよ重度になり一人では歩けないくらいにまでなって初めて、1・0から視力が下がってくるケースがよく見られます。

2位の糖尿病網膜症も同様です。糖尿病により、ものの色や形をハッキリ捉える黄斑の中心部「中心窩」がむくむと早期に視力が低下する場合がありますが、そのむくみが起こらなければ、末期までは視力1・0くらいが維持されます。

3位の網膜色素変性症は、暗いところでものが見えなくなったり（夜盲）、視野が狭くなったりする遺伝性・進行性の疾患です。

こうした症状が出てもなお、明るいところや、視力が届く範囲ではハッキリとものが見えるので、視力検査値としては「悪くなっている」わけではなく、1・0くらいは余裕で見えるケースが多いのです。

4位の加齢黄斑変性は少し例外で、早期から視力が下がるケースのほうが多く見られます。とはいえガクンと視力が下がるのは、だいぶ黄斑変性が進行した末に、合併症により網膜中心部に発生した新生血管から出血したときです。

そして5位の網脈絡膜萎縮もまた、早期からゆっくり視力が下がっていきますが、やはりガクンと下がるのは、かなり進行した後です。

このようにたどる経過はそれぞれ違うものの、基本的には、末期になるまでは1・0くらいの視力が続きます。1・0というと、一般的には自信をもって「私は目がいい」といえる数値だと思いますが、ご覧のとおり、「大丈夫」といえる根拠にはなりえないのです。

定期健診の眼科項目には「本当に必要な検査」が含まれていない

企業や地方自治体の定期健診の眼科項目は「視力検査」「眼圧検査」だけで終わってしまう場合がほとんどでしょう。

しかし前項で見たように、たとえ視力が1・0以上あっても失明の危険のある病気にかかっている可能性は消せないため、視力検査にはあまり意味がありません。視力検査が役立つのは白内障の診断です。

また、かつては「眼圧が上がると緑内障リスクが高くなる」のは確かだったのですが、日本人は神経が弱いため、緑内障患者の8割は眼圧が低いのに緑内症になっていることがわかっています。したがって、緑内障の診断に必須とされてきた眼圧テストの意味も、薄れてしまいました。

今後、罹患するリスク判定も含め、失明原因トップ5の疾患の診断には、眼底カメラで眼底の血管、網膜、視神経などをチェックする「眼底検査」が欠かせません。

追加料金が必要になる場合もありますが、これらの疾患の早期発見、早期治療のために、今後の眼科項目では、ぜひ「眼底検査」のオプションをつけることをおすすめします。

「片目だけの悪化」は自覚しづらい

失明原因トップ5の疾患の早期発見、早期治療には眼科検診（特に眼底検査）が欠かせないと述べたことには、あと二つほど理由があります。

まず一つめは、一般の方の「見えている」は、実は「片方しかちゃんと見えていない」可能性がゼロではないからです。

日常生活のなかで「片目ずつ何かを見る」という場面は、ほとんどありません。

誰もがたいていは両目を開いて、ものを見ています。とはいえ両目が等しく、ちゃんと見えていないと生活できないわけではありません。

試しに片目をつぶって歩いてみてください。あまりふらつくことなく、真っ直ぐ歩けるはずです。つまり両目で見ているようでも、極端なことをいえば、仮に片目を失明していても生活には大して支障が出ないのです。

そのため、意外と多いのが、片目の視力の急激な低下にずっと気づけないというケースです。不調を感じなければ眼科を受診することもなく、病気の発見が遅れてしまいます。そういう患者さんが一定数いるのです。

眼科検診では、必ず片目ずつ検査を行います。片方の目は健康でも、もう片方の目は不健康という自覚しづらい事態もたちどころに明らかにし、早期に手を打つことができるというわけです。

「緩やかな悪化」は自覚しづらい

そしてもう一つ、目の疾患の早期発見、早期治療に眼科検診が欠かせないと述べた理由は、人は「緩やかな変化（悪化）」を自覚しづらいからです。

例えば、もし、昨日は1・0だった視力が、今日は0・2になっていたら、視力検査を受けずとも、誰だってすぐに異変に気づけるでしょう。

しかし、白内障では徐々に視力が低下していきます。しかも、ちょっとくらい視力が落ちたところで、急に日常生活が送れなくなるわけではありません。それなりに何とか補正しつつ、生活を送ることができてしまうのです。

緑内障も同様です。両目の視野が半分くらいになっても、見えていない分を脳が補正してくれることで、何ら支障なく暮らせてしまいます。視野はたしかに半分になっているのですが、脳が情報を補い、「見えているように」認識するのです。

まったく人間の脳の補正力とはすごいものだと感心してしまいますが、そのために何も手を打たないまま日常生活を送っている間に、病気が進行してしまうというケースは決して少なくありません。

さらに、目の不調を単なる「疲れ」と捉える人も多いようです。

本当は病気による不調なのに、「今日は目が疲れる」「最近、目が疲れやすい」「ここのところ、ずっと目が疲れている」とすべてを疲れのせいにして、徐々に病状が進行していることに気づけないケースもあります。こうして早期発見のタイミングを逃してしまうのです。

上記すべてに共通しているのは、自分の体のことは自分が一番わかっているという のは錯覚である、ということです。こう言ってはなんですが、「自分が支障を感じてい ないから大丈夫」という感覚は、実はほとんどアテにならないのです。

目の病気は生活の質を著しく低下させる

食料事情の改善、医学・医療技術の発達などにより、人間の寿命はどんどん延びて きました。そして寿命が延びたことで、体のさまざまな臓器や器官は、より長期にわたって働かねばいけなくなりました。特に、目は過酷な状況に置かれています。

寿命が延びたことで使用期間が延びただけでなく、例えば本を読むようになった、車に乗るようになった、デジタルデバイスを使うようになった……といった人間の生活の変化により、目はどんどん酷使されるようになってきたからです。それだけに、私たちはいっそう目の健康に気を使わなくてはいけない時代になっていると思います。

目の病気には、死に直結するようなものはありません。しかし、どの目の病気も、悪化するほどに生活の質は大きく損なわれます。

しかも目の病気は総じて神経のダメージであり、一度ダメージを受けた神経を元通りにするのは、ほぼ不可能です。となると、ダメージを受けていない神経を守り、残っている機能をできるだけ保全することが重要になってきます。病気の進行を食い止めたり遅らせたりするためには、検診による早期発見が欠かせません。

人生100年時代だからこそ、年に一度の眼科検診で専門医による客観的な診断を受けることが、いつまでも、より快適に暮らしていけることにつながるのです。

22

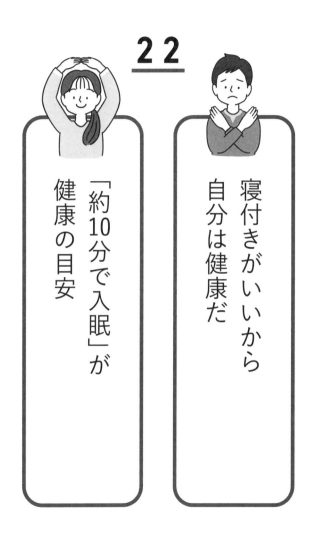

寝付きがいいから
自分は健康だ

「約10分で入眠」が
健康の目安

寝付きが「よすぎる」のは不健康のサイン

「寝付きがいい」というと健康的なイメージを抱きそうですが、床に就いてから入眠するまでの時間が短すぎるのは、逆に不健康のサインといえます。

本当に健康な人の場合、入眠までの時間は10分ほどといわれています。9分以下の時間で入眠するのは、それだけ眠くて眠くて仕方なく、横になったらすぐに眠ってしまうということです。そうなる理由は、普段の睡眠が足りないか、質が悪いかのどちらかでしょう。

質が高く、かつ十分な睡眠は健康の要です。つまり寝付きが「よすぎる」――眠くて眠くて、すぐに入眠してしまうというのは、何らかの睡眠障害が生じている不健康のサインと見なせるのです。

では反対に、寝付くまでに20分も30分もたっても眠れないというのはどうでしょうか。もちろんこれも、まったくよい兆候ではありません。一日活動して、頭も体も疲れているはずなのに何十分も寝付けないのは、寝るべき時間になっても神経が高ぶっているからです。

自律神経は、日中は交感神経が優位になって元気に活動し、夜には徐々に副交感神経が優位になってリラックス状態になることで眠くなります。夜、なかなか寝付けないのは、副交感神経が優位になるべきところで、まだまだ交感神経優位の状態が続いているからなのです。

これは主に現代人の生活環境とライフスタイルの影響でしょう。

電気が発明される前、人間は日の出と共に目覚め、日の入りと共に眠るという生活をしてきました。電気が発明されたことで人間社会は飛躍的に発展しましたが、それと引き換えに、生来、自然と共にあったリズムを保ちづらくなってしまいました。

日が沈んでからも明かりを灯して活動するようになったことで、交感神経優位の状態が続き、なかなか寝付けなくなっているのです。現代人は、程度の差こそあれ、例外なく何らかの睡眠障害を抱えていると見ても大げさではないでしょう。

目の健康のためにも、睡眠の質・量を高める

目の健康のためにも、睡眠は「量」「質」共に充実している必要があります。まず「量」ですが、一般的には6〜9時間が適切と言われています。6時間以下では、睡眠の間になされるべき細胞の修復や疲労回復が完了できません。

逆に9時間以上も寝てしまうのは、睡眠時無呼吸などで睡眠の質が低下し、浅く長くダラダラと寝ているからです。そのため、時間的には十二分に寝ても疲れがとれず、寝覚めが悪い、頭や体が重いといった症状が表れます。

ただし、まれに6時間以下の睡眠でも健康なショートスリーパー、9時間以上の睡眠でも健康なロングスリーパーもいます。

そこで、より確実に自分の適切な睡眠時間を知りたければ、朝、決まった時間に起きなくていい日を連続3日ほど設け、目覚ましをかけずに好きなだけ寝る、という実験をやってみてください。

最初の2日間は実験前日までの睡眠が影響しますが、3日めともなれば、自分に本

当に必要な時間だけ眠ったところで目が覚めるはずです。3日めの睡眠時間が、自分に適した睡眠時間というわけです。

次に睡眠の「質」を上げる一番の方法は、朝日を浴びることです。するとと脳内でセロトニンという物質が分泌されるのですが、そこから14～16時間後に、このセロトニンを元に、眠気を起こすメラトニンという物質が分泌されます。

つまり「夜」の睡眠の質を左右する鍵は、その日の「朝」にあるというわけです。日光にはブルーライトが含まれているのですが、朝日を浴びる瞬間こそブルーライトが役立つときです。

今や、すっかり悪者扱いされるようになってしまったブルーライトは、「浴びるべきときに浴びる」、「浴びるべきでないときは浴びない」ことが重要なのであって、実は悪ではないのです。

朝日を浴びて、夜、スムーズに入眠する。このバイオリズムが普通になれば、おのずと睡眠の質は上がります。その手始めとして、まず「23時～0時までには就寝」を

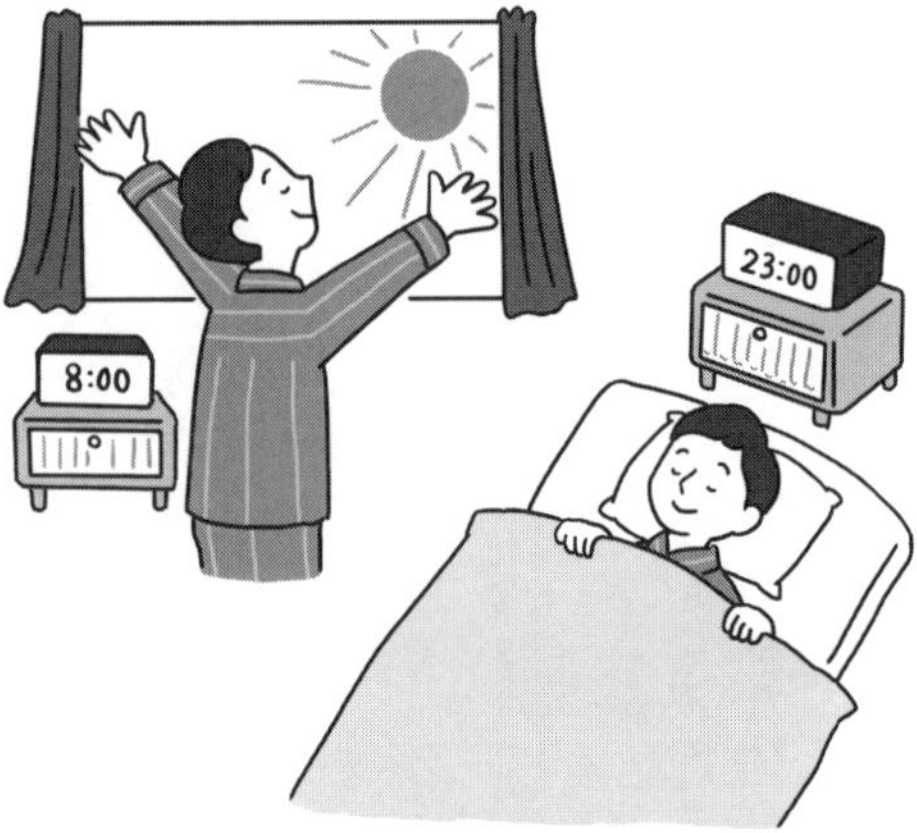

習慣化することを心がけてください。

仕事が忙しかったりすると、なかなか完璧にはできないものだと思います。しかし少なくとも正しい知識をもって「こうすべき」ということがわかれば、できるだけ実践すべく心がけるようになるでしょう。まず、そこから始めればいいのです。

第3章

放っておくと危険な目のサイン

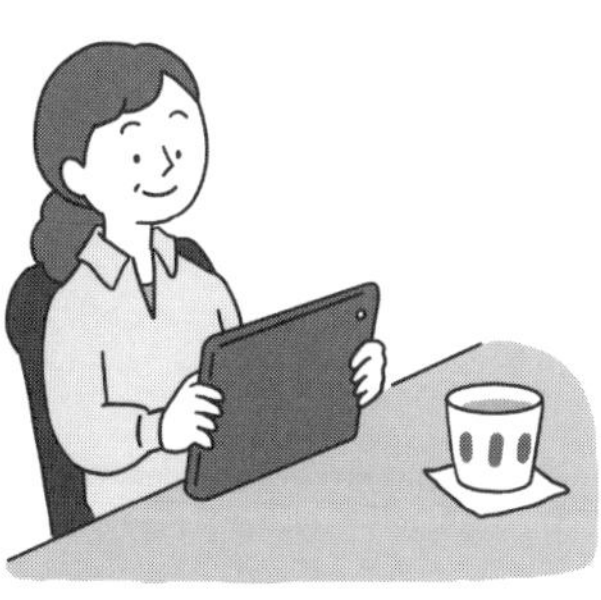

23

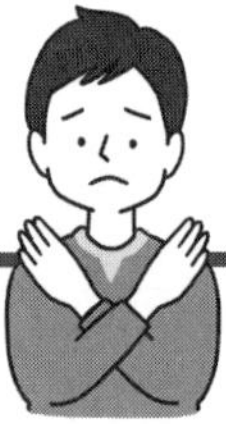

急に視力が落ちてきたが、老眼だから仕方ない

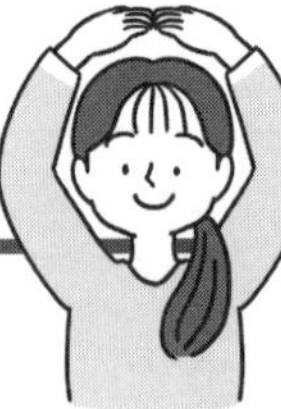

老眼だと放置せず別の病気も疑う

「40代の視力低下＝老眼」と決めつけてはいけない

老眼は加齢現象で、年齢を重ねればやがて誰の身にも起こることであり、ひとたび老眼が出たらもう諦めるしかない。そんな認識の方が多いようですが、少しでも快適な老後を過ごしたいのなら、40代以降の視力低下を放置するべきではありません。

今、あえて「40代以降の視力低下」という表現をしたことには理由があります。「老眼＝加齢現象」という印象が強いせいで、40代以降に視力が落ちてくると、多くの人は「ついに老眼が出た」と決めつけてしまうのですが、実は、老眼ではない可能性もあるのです。

そのことを理解していただくために、まず「老眼」とはどういう状態かを説明しておきましょう。

ひとことでいえば、老眼は「手元が見えなくなること」です。つまり「遠くはハッキリ見える」わけです。「老いた目」という呼び方が誤解の元なのですが、老眼とは「眼球が老いて、視力が総合的に落ちてくること」ではありません。

ですから、もし遠くも近くも見えなくなってきたのなら、それは老眼ではなく、何か別の病気である可能性を考えなくてはいけません。

ちなみに「近視」は「近くが見えて遠くが見えづらいこと」、「遠視」は弱ければ遠くも近くも見えますが、ある程度になると「遠くが見えて近くが見えづらいこと」を指します。遠くも近くも見えないのはやはり近視でも遠視でもなく、別の病気の疑いがあるのです。

老眼になったら「老眼鏡」をかける

さて、以上の知識を踏まえて「40代以降に手元が見えづらくなってきた。これは老眼だ」となったら、どうするのがいいでしょうか。「老眼になったら、もう諦めるしかない」というのは勘違いです。

老眼は、もちろん放っておけばどんどん進行します。しかし、一切なすすべもなく、進行するに任せていいものではありません。

脳を使わないと認知症になりやすいといわれています。それと同様、目も使わないと老化が進みやすいのです。老眼が進むと、近くが見えづらいために転倒やケガにもつながりかねず、ひいては生活の質が格段に下がりかねません。

行動範囲や趣味に制約のない快適な老後を過ごしたいのであれば、「老眼になったら諦める」のではなく、「老眼になったら、老眼鏡をかける。それ以上、進行しないように対処する」というのが賢い選択なのです。

急激な視力低下は、即、眼科へ

視力は年々、多少なりとも変化するものですが、急激に低下するのは、何らかの病気のサインと見たほうがいいでしょう。例えば、今まで使ってきたメガネが急に合わなくなったら要注意です。

まず考えられるのは、「核白内障」です。

核白内障とは白内障の一種で、レンズの役割を担っている水晶体の中心部だけが白濁します。この核白内障になると、年に一度のペースでメガネの度を強くしなくてはいけないくらい、近視が一気に進むことが多いのです。

その他、急激な視力低下は失明原因のトップ5の「緑内障」「糖尿病網膜症」「網膜色素変性症」「加齢黄斑変性」「網脈絡膜萎縮」の末期、さらには眼底から出血する「眼底出血」、網膜の静脈が詰まる「網膜静脈閉塞症」の可能性もあります。

また、高齢者の場合は、加齢により水晶体が弱くなったために、水晶体そのものの位置がズレてしまったとも考えられます。水晶体の位置がズレると、水晶体を透過する光もズレて、網膜に映し出される像もズレます。これが近視や遠視のような現象となり、「メガネの度が急に合わなくなった」と感じられることがあるのです。

通常、視力の変化は少しずつ起こっていくものです。急激な視力低下を感じたら、とにかくすぐに眼科で相談してください。

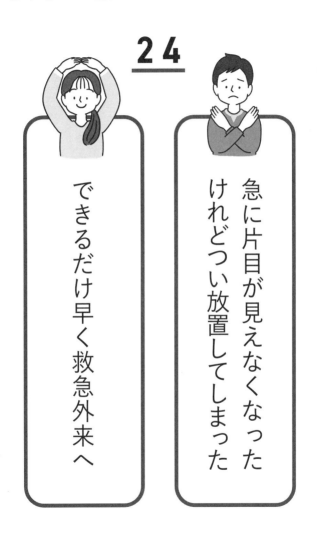

24

急に片目が見えなくなったけれどつい放置してしまった

できるだけ早く救急外来へ

永久に光を失う「網膜動脈閉塞症」の可能性あり

舞台が暗転するように、急に目が見えなくなった場合、その後、ずっと見えないままになるケースと、また見えるようになるケースがあります。

まず、ずっと見えないままになるのは「網膜動脈閉塞症」といって、眼球の動脈が詰まっている状態のことがあります。事前に痛みやかゆみなどの異変を感じることなく、まさしく突然、ふっと電気が消えるように見えなくなります。

しかし、たいていは片目に起こるため、意外と放置してしまう人が多いようです。片目が見えなくても普通に歩けるし、仕事もできる、食事もできる。それに眼科に行く時間がない。というわけで「たぶん疲れているせいかな」「一晩寝れば、治るでしょう」と様子を見てしまうのです。

ところが、一晩ほど時間を置いてみても、全然回復しない。そこでようやく深刻に受け止めて眼科に駆け込んでも、たいていは、もう手遅れです。

網膜動脈閉塞症は血管の詰まりですから、血が通わず神経が壊死《えし》してしまう前に詰まりを取らなくてはいけません。脳梗塞や心筋梗塞と同様、どれだけ早く処置をするかで予後が大きく変わります。

網膜動脈閉塞症は夜に発症することが多いため、眼科を受診するまでに時間がかかり、手遅れになるケースが多く見られます。**タイムリミットは発症から6〜8時間です。真夜中でも絶対に朝まで待ったりせず、できるだけ早く救急外来に駆け込んでください。ためらうかもしれませんが、確実に救急車を呼ぶべき事態です。**

また、視力が戻った場合も、「戻ったから大丈夫」と考えてはいけません。網膜動脈閉塞症ほどの緊急性はありませんが、一時的に見えなくなったのは、一時的に眼球の血流が低下したということです。網膜動脈閉塞症の前兆や脳の血管が詰まり始めているのかもしれないので、早めの受診が望まれます。

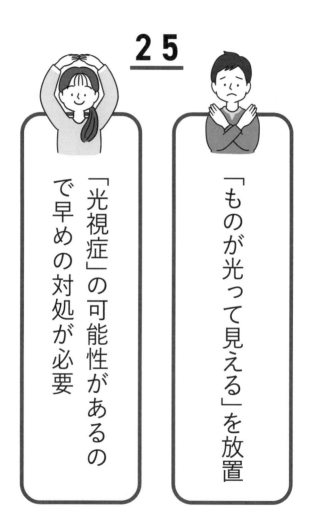

25

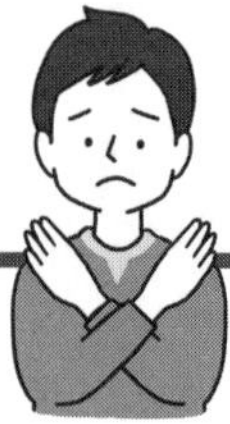

「ものが光って見える」を放置

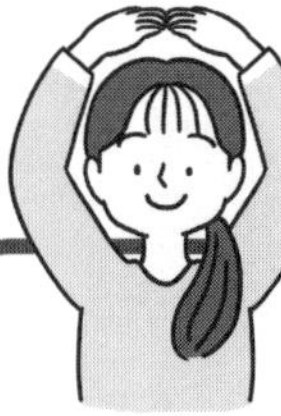

「光視症」の可能性があるので早めの対処が必要

網膜剥離や緑内障の前兆症状

ものが光って見える「光視症」は、網膜剥離や緑内障の前兆症状です。

光って見えるといっても本当に光が見えているわけではなく、何らかの電気信号が脳に伝わり、それを脳が「光っている」と認識しているのです。網膜剥離の場合は、網膜についている「硝子体」が剝がれる際の刺激、緑内障の場合は神経細胞が死ぬ際の刺激が、電気信号となって脳に伝わります。

光ではなく、虹のように見えるのも光視症の一種です。いずれも緊急性は高くはないものの、放置していい症状ではありません。早めに眼科を受診し、検査で原因を特定、対処することが重要です。

26

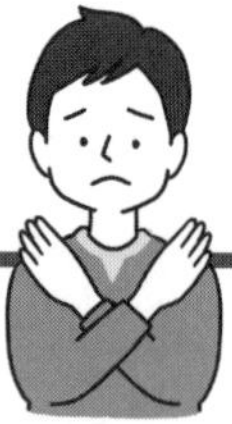

「蚊が飛んでいるように見える」を放置

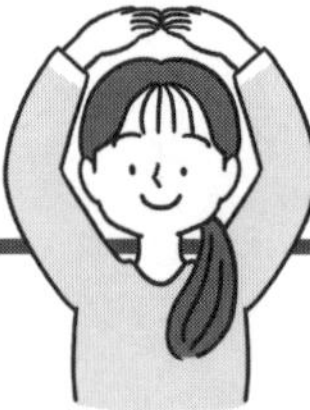

「飛蚊症」に緊急性はないが近視がある人は検査を

たいていは心配ないが、「網膜剥離」の可能性も

フワフワ、チラチラと小さな物体が飛んでいるように見える。半透明のカエルの卵状のものや、糸くずのようなものが視界にチラつく。しかも眼球を動かすと、そのチラついている物体も一緒に動く。こうした症状を総称して「飛蚊症」といいます。

その名称から、厳密に「蚊」の姿が見える症状だけを「飛蚊症」と呼ぶと思っている人もいるようなのですが、要は「極小の物体が目の前でチラつく症状」をまとめて、こう呼ぶのです。

先ほど「眼球を動かすと、チラついている物体も一緒に動く」と言いましたが、これは眼球の中の硝子体という箇所に汚れがあるということです。

たとえるならカメラのレンズに汚れが付着しているようなものです。レンズを動かすと汚れも一緒に動くというわけです。

硝子体はゼリー状になっているため、眼球を動かすと、硝子体の中の異物はやや遅

れるように、ふわ～っと移動します。物体は、見えたり消えたりすることもあれば、白い背景や明るい場所で、よりハッキリ見えることもあります。

飛蚊症は、自分自身は煩わしいかもしれませんが、そう深刻な症状ではありません。ただ、中には網膜剝離などの病気の兆候だったというケースもあります。特に近視がある人は、飛蚊症が現れたら、一度は眼科で検査を受けたほうがいいでしょう。

27

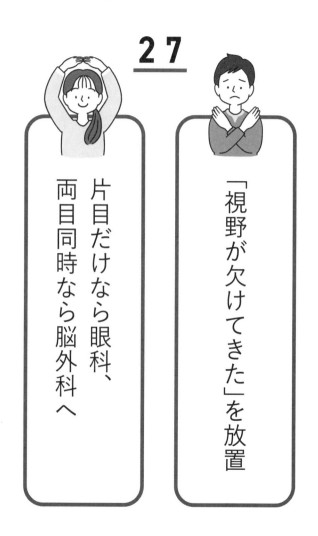

「視野が欠けてきた」を放置

片目だけなら眼科、両目同時なら脳外科へ

緑内障、脳梗塞・脳出血の可能性あり

「視野が欠ける」とは、黒い影が入り込んでいるような感じで、視野の一部が見えなくなっている症状です。そこで、最も考えられるのは、緑内障か脳梗塞・脳出血です。

緑内障は、網膜神経節細胞が死滅する進行性の目の病気です。角膜から入った光を映し出す網膜の神経細胞が死滅するため、進行するごとに視野が欠けていきます。

脳梗塞は脳の血管が詰まることで、脳出血は脳の血管が破裂することです。いずれも目そのものの疾患ではありませんが、網膜に映し出された像を認識する脳に支障が起こることで、視野が欠ける場合があるのです。

脳梗塞の場合は眼球自体には問題はないので、より厳密に言えば「視野が欠ける」のではなく、「欠けているように認識される」「網膜に映し出されたとおりに認識されない」ということです。像を映し出す網膜には問題ないけれども、その情報を受け取る脳のほうにバグが起こっているわけです。

駆け込むべきは眼科か？　脳外科か？　見極めのポイント

緑内障も脳梗塞も深刻な疾患ですから、一刻も早く病院に行く必要があります。しかし緑内障は眼科、脳梗塞は脳外科の領域です。

では、視野が欠けてきたと思ったら、何科を受診したらいいのでしょう。

緑内障は眼球の病気です。眼球は左右二つに分かれており、両目に同時に症状が表れることはまれです。一方、脳梗塞は、網膜に映し出された像を認識する脳の問題ですから、左右の眼球の区別なく視野が欠けているように感じられます。

ですから**片目だけ視野が欠けているようなら眼科、両目同時に視野が欠けているように感じたら脳外科、と覚えておくといいでしょう。**もちろん例外はありますが、これで最初に適切な医師に診てもらえる確率が高くなります。

28

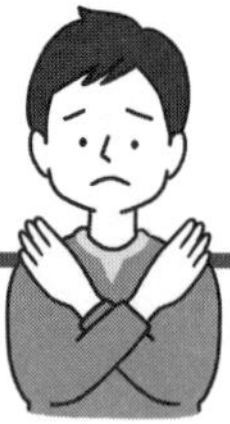

「異常に光がまぶしい」を放置

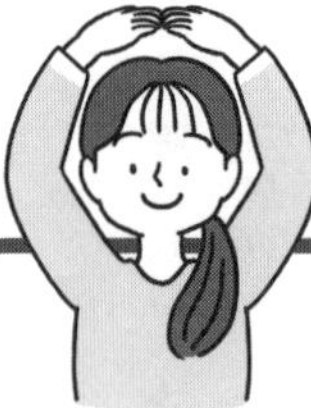

ドライアイの対処で効果がなければ白内障を疑う

最も考えられるのは白内障、次にドライアイ

光がまぶしく感じられるのは、角膜から入った光が、何らかの理由で分散しているという状態です。一番多いのは白内障、次に多いのがドライアイです。他にもぶどう膜炎などさまざまな病気が考えられます。

白内障はレンズの役割を担っている結晶体が濁っていく病気です。この濁りは均一に進むわけではなく、濁っているところと濁っていないところがマダラになっていきます。すると光の通り方も均一でなくマダラになるため、光が分散してまぶしく感じられるのです。

ドライアイは、乾燥によって眼球の表面に無数の傷がついている状態です。平らなガラスは光を真っ直ぐに通しますが、江戸切子のように切り目が入っているガラスだと光が分散し、キラキラします。ドライアイはこれとよく似ています。入ってきた光が傷のところで分散するため、まぶしく感じられるというわけです。

29

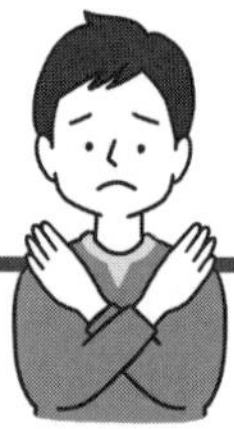

目が疲れやすいが仕方ない

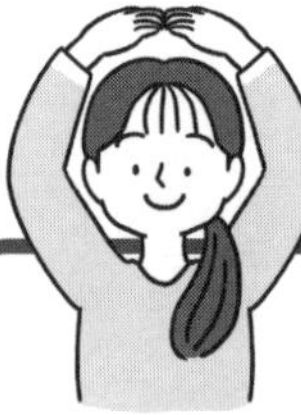

時間をかけて解消すれば
全身の不調も改善する

「眼精疲労」は単なる目の疲れではない

単なる「目の疲れ」なら、少し目を休ませてあげれば、すぐに解消します。

より厄介なのは、目の疲れが、頭痛や肩こりといった全身症状にまで派生している「眼精疲労」です。

何が厄介かというと、第一に、症状が表れる箇所が多く、しかも慢性化しやすいため解消に時間がかかることがあります。そして第二に、「この症状は目の疲れから生じているものだ」という自覚をもちづらいことです。

自分は頭痛もちで鎮痛剤が欠かせない、いつも肩が凝っている、全身がだるい、頭が重い、気持ちが沈みがち……こうした何となくの不調の自覚はあっても、それを「目の疲れ」と結びつけて捉えていないのです。

目の疲れが全身にまで影響しているとは、たしかに、一般的にはなかなか想像しづらいかもしれません。しかし現実には、目の疲れにアプローチしたことで、まるでオセロが一気にひっくり返るように、さまざまな何となくの不調が解消してしまうケースは非常に多いのです。

ただ、**不調が多部位にわたり、かつ慢性化しやすい眼精疲労は、ある程度時間をかけて解消していく必要があります。**それを知らないために「目を休めても、全然よくならない。ということは、やっぱり目の疲れが原因ではないんだ」と早々に投げ出してしまう方も少なくありません。

そこから「本当の原因」の特定と治療を求めて整体院や整骨院に通い、鍼灸《しんきゅう》を試し、脳外科医であらゆる検査を受け……という行脚が始まってしまうのです。しかし結局、何もわからず、改善もせずに眼科に戻ってくるというパターンをよく目にします。

早く解消するには、眼科で相談するのがベスト

頭痛や肩こり、全身の倦怠《けんたい》感が、100パーセント目の疲れからきていると断言することはできません。

しかし、おそらく一般の方が想像している以上に、さまざまな不調が目の疲れ由来である確率は高いのです。どうしても解消できない不調に悩んでいるのなら、とりあえず目の疲れから対処してみる価値は十分あります。

そのためにも、まずは眼科を受診していただきたいところです。

眼精疲労の原因は、単に目の酷使だけでなく、メガネが合っていない、遠視が強い、ドライアイ、老眼など、さまざまなものが考えられます。

メガネが合っていない――例えば、パソコン作業や手元の作業が多い割にメガネの度数が強すぎると、「見えすぎる」ために目が疲れやすくなります。その場合は、弱めに調整する必要があります。

遠視が強い人は手元を見るのがつらいので、適切に補正できるよう遠視用のメガネを作る必要があります。さらにドライアイならば、ドライアイ用の目薬を使ったほうが早く楽になりますし、老眼ならば、もちろん老眼鏡を作るべきです。

このように、眼精疲労の診断と対処法は、医師でないとなかなか判断がつかない点が多いのです。目を休める、温めるといったセルフケアも、基本的には医師の指導のもとで行っていくものと考えてください。

眼精疲労による不調が悪化した挙げ句、家事ができなくなったり、会社を辞めざるを得なくなったりした患者さんも少なくありません。たかが「目の疲れからくる全身症状」と侮らず、医師にもしっかり介入してもらって対処していきましょう。

30

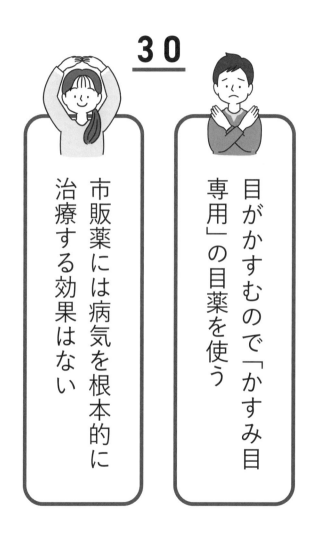

目がかすむので「かすみ目専用」の目薬を使う

市販薬には病気を根本的に治療する効果はない

「かすみ目専用」の目薬で何とかしようとしないこと

一般的には軽視されがちのようですが、「目がかすむ」という症状には、ものの色や形を捉えるのに重要な中心窩がむくむ「黄斑浮腫」や「黄斑変性」「白内障」などさまざまな病気が隠れている可能性があります。初期の老眼でも、目がかすみます。

「目のかすみに」などとうたわれている市販の目薬もたくさんありますが、効果が期待できるのは、目の疲れからくる一時的なかすみがスッキリすることくらいです。当然ながら病気を治療する効果はありません。

ちょっと目がかすんだくらいでは、なかなか受診する気になれないかもしれませんが、病院に行って損することは何もありません。気休め程度に市販薬を使い、だまし生活を続けるくらいなら、早めに眼科を受診しましょう。

31

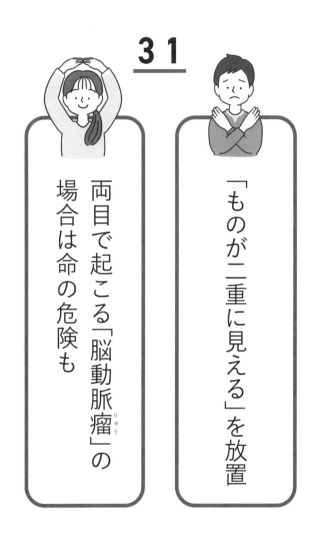

「ものが二重に見える」を放置

両目で起こる「脳動脈瘤《りゅう》」の場合は命の危険も

片方だけなら「白内障」「乱視」、両目なら「脳動脈瘤」の可能性あり

「ものが二重に見える」という症状は、片目だけに起こっているか、両目に起こっているかで考えられる原因が違います。

そもそも、「ものを見る」という機能は、網膜に像を映し出すという眼球の機能と、網膜に移し出された像を認識するという脳の機能の二段構えになっています。

ものが二重に見える場合も同様に考えます。左右どちらかでものが二重に見えるということは、その二重で見えるほうの眼球で白内障や乱視が進行している可能性があります。これらも眼科専門医による対処が必要な疾患・症状ですが、もっと怖いのは、片方ずつでは一つに見えるのに、両目ではものが二重に見えるときです。

すでに述べたように、両目で見たときに異常があるのは、像を認識する脳のほうに何らかの支障が起こっている場合です。最も多いケースは脳動脈瘤です。破裂すると

命に関わるため、すぐに脳外科医で検査を受けたほうがいいでしょう。

その他、糖尿病による眼球の末梢《まっしょう》神経へのダメージで二重に見えることもあれば、ただ風邪をひいたときにそうなることもあります。

また、加齢により左右の眼球の位置がズレたことで、片方ずつだと問題なく見えるのに、両目だと二重に見える場合もあります。

このように、原因は大なり小なりさまざまなことが考えられますが、まず症状を自覚できなければ病院に行くこともなく、処置を受けることもできません。何事においても自身の変化を敏感に捉えられるようになることが、健康維持の要です。

32

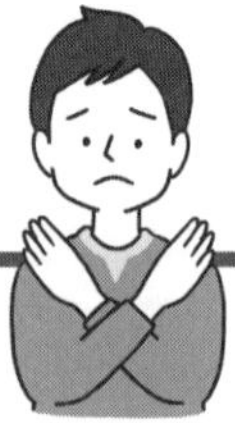

まぶたが下がってきたが年だから仕方ない

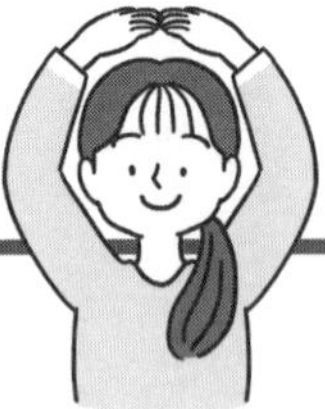

片方だけ短期間で下がってきたら「脳動脈瘤」を疑う

「脳動脈瘤」のサインかもしれない

加齢により、まぶたの皮膚がたるんでくるのは問題ありません。しかし「目を開けようとしても、ちゃんと開けていられない」という感じで、しかも片側のまぶただけが短期間で下がってきているなら要注意です。

その場合、眼球やまぶたを動かす「動眼神経」に支障が生じている可能性があります。脳動脈瘤の影響でそうなっている場合もあるため、早急に脳の検査を受けたほうがいいでしょう。

33

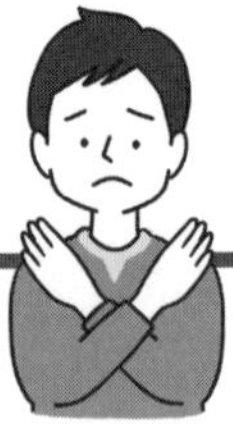

「目が充血する、かゆい、
ショボショボする、
ゴロゴロする」を放置

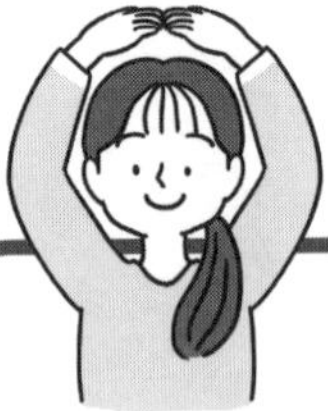

「乾き」以外でも
まずはドライアイを疑う

何かのアレルギーやドライアイ、結膜炎など

充血、かゆみ、ショボショボ、ゴロゴロといった目の違和感は、花粉やハウスダストなどのアレルギーやドライアイの典型症状です。その他に結膜炎などさまざまな原因が考えられます。

「目が乾いた感じがなければドライアイではない」と思われているところもあるようなのですが、ドライアイの症状は、目の乾き以外にも多岐にわたるのです。

ドライアイで涙がよく出ることもある

それどころか、ドライアイで涙がよく出る場合も少なくありません。

ドライアイは質のいい涙で眼球が保護されておらず、ちょっとしたことでも眼球の表面に傷がつきやすいため、目を守ろうという生体反応で涙が出るのです。ところが、その涙の質がよくないために、しっかりと目を潤すことができません。

こういうタイプのドライアイもよく見られます。

特にパソコンを使っている人だと、8割がドライアイともいわれています。

たとえ「目が乾いている感じ」がなくても、充血などの違和感があったり、光がまぶしく感じられたり、よく涙が出ると感じたりしたら、まずドライアイを疑ってください。 眼科専門医の指導のもとで目薬やセルフケアを取り入れていきましょう。

34

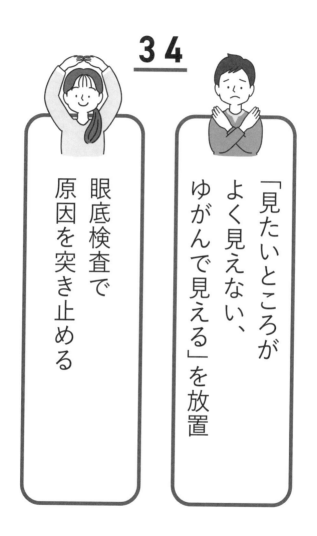

「見たいところがよく見えない、ゆがんで見える」を放置

眼底検査で原因を突き止める

「黄斑変性」の可能性あり

「見たいところがよく見えない」「ゆがんで見える」というのは、例えば本を読んでいるとき、周辺は問題なく見えているのに、読みたい文字だけがうまく見えない、グラグラとゆがんで見えるという症状です。

これは、ものの色や形を捉える中心窩に支障が生じる黄斑変性のサインです。

黄斑変性の主な理由は加齢ですが、これに加えて、喫煙や高脂質・低食物繊維の食事といった不健康な生活習慣などがあり、近年、罹患者が激増しています。黄斑変性以外にも黄斑円孔、黄斑出血など黄斑の病気や視神経の炎症などでも起きることがあります。

やはり早期発見に越したことはありません。視力検査、眼圧検査以上に重要なのは眼底の検査です。特に40歳を超えたら、眼科の定期検診には必ず眼底検査のオプションをつけましょう。

目の健康のセルフチェック法

自分の目の「現在地」を大まかに把握する

目の疾患は、本人に症状の自覚がないまま、あるいは症状があっても軽視されたまま進行してしまうケースが少なくありません。そのうえ目の疾患は、虫歯と一緒で「放っておけば自然と治る」ということがほぼ皆無です。

したがって目の疾患は早期発見、早期治療が一番重要であり、眼科専門医としても、ぜひかかりつけの眼科をもって定期的にチェックすることをおすすめします。病気が少しずつ進行するために変化に気づきにくいこともあり、症状に無自覚な場合も多いため、特に異常を感じなくても「1～2年に一度の検診」は欠かさないようにしてください。

本書などをきっかけに目の健康意識が高まるにつれて、「自分の目は大丈夫だろうか」と不安にかられることもあるかもしれません。そこでいくつか、目の健康のセルフチェック法を紹介しておきましょう。

もちろん、きちんと診断を下し、対処法を選択するのは眼科専門医の役割です。これから紹介していくセルフチェック法は、自分なりに現在の目の健康度を把握する目安としてください。セルフチェックを通じて目の健康により意識的になり、それが眼科医に足を向けるきっかけになれば、とも思います。

①近眼・老眼のセルフチェック（近見視力検査）

【チェック法】

30㎝の距離でのランドルト環（太い円形の一部が切れている輪）が並んだ視力検査表（図表1）を片目ずつ見てください。どの大きさまで見えますか？

図表1　近見視力検査

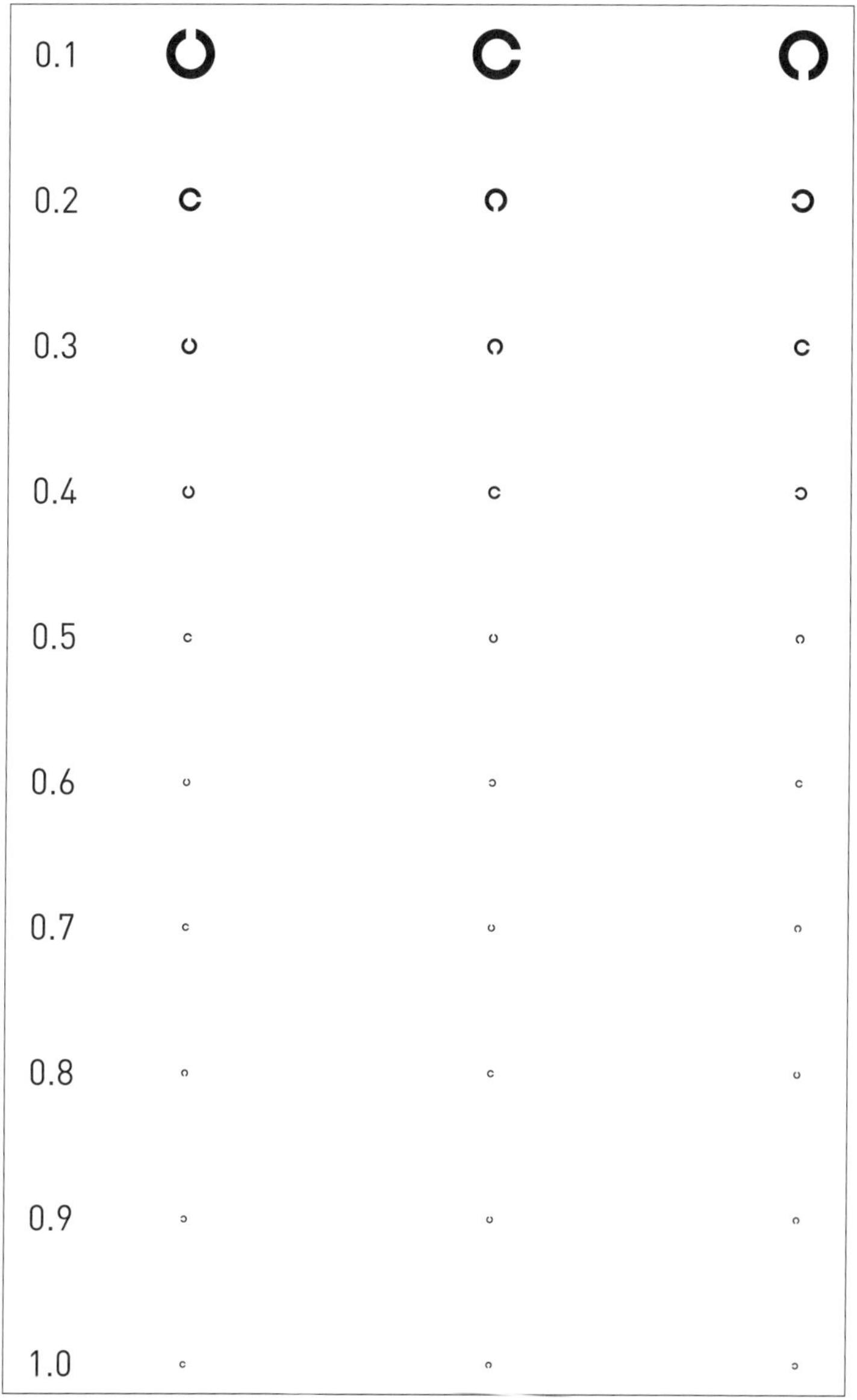

【セルフ診断】

近見視力は1・0出ていないとダメというわけではありません。遠くの視力が1・0出ていれば近見視力は老眼の指標となります。指標として近見視力0・4を切ってきたら要注意です。

②ドライアイのセルフチェック

【チェック法】

まばたきを10秒以上、我慢できますか？

【セルフ診断】

10秒以上我慢できなければ、ドライアイの可能性が高いです。

図表2　白内障のセルフチェック

デジタルデバイスを使用するときは
1時間ごとに20秒、6m 以上遠くを見ましょう。
読書をするときは目から30cm 以上離してください。
目が疲れたときは目を温めましょう。
眉間や目の周りをマッサージすることも有効です。
ただし、眼球を直接揉むことは避けてください。

③白内障のセルフチェック

【チェック法】
上図の文字を読んでみてください。

【セルフ診断】
淡い文字が読めなければ、白内障の疑いがあります。

④緑内障のセルフチェック

【チェック法】

まずは左目を閉じて右目で「＋」を見ます。

「＋」を見ながら図を前後に動かすと、★印が消える位置（盲点）があるので、そこで固定しましょう。

このとき上下の◯の見え方をチェックしてください。

右目が終わったら図を逆さにして、同じように右目を閉じて左目でチェックします。

【セルフ診断】

◯の見え方が上下で違っていたり、見えにくい場合は緑内障の疑いがあります。

図表3　緑内障チェックシート

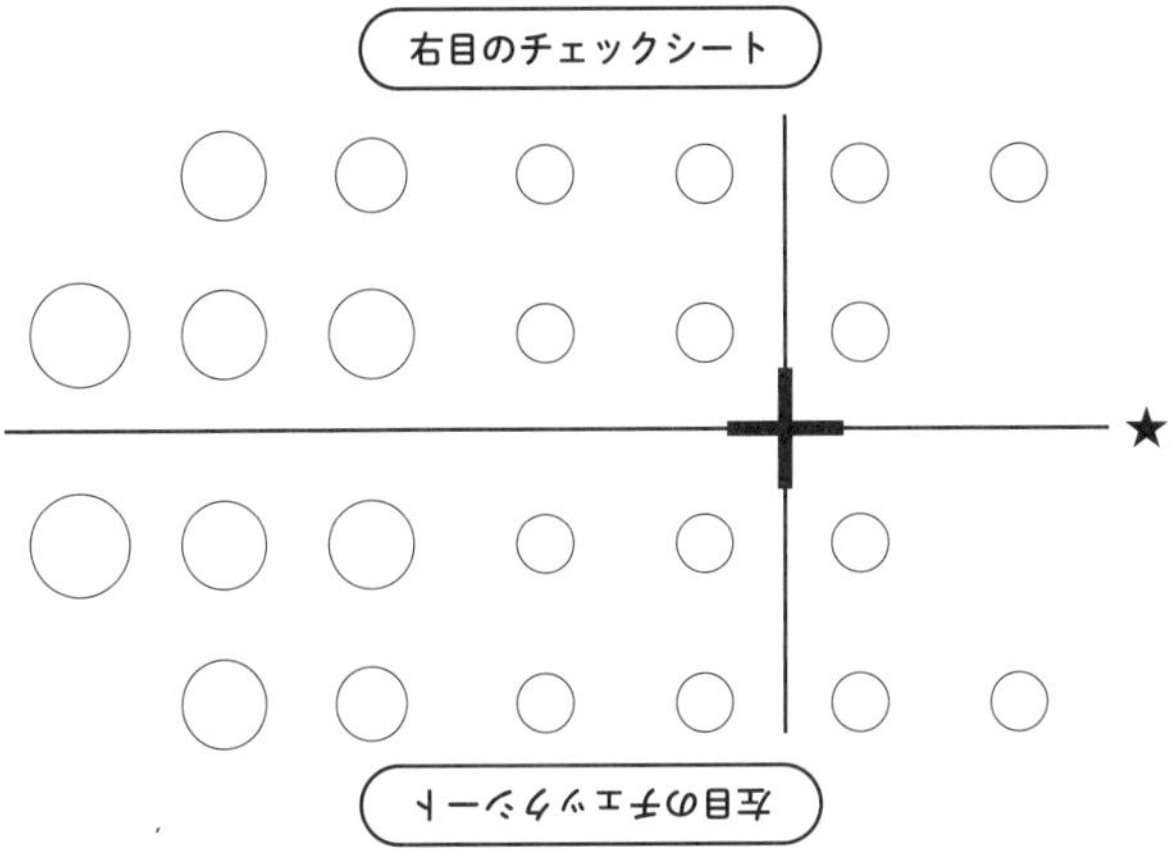

⑤緑内障・黄斑変性のセルフチェック（アムスラーチャート）

【チェック法】

左の図を目から30㎝ほど離して見てください（近距離で見るときに使用しているメガネやコンタクトレンズを装用してチェック）。

片方の目を隠し、もう片方の目で表の中心にある白い点を見つめましょう。その状態で格子の見え方に違和感がないかを確認します。

一度図から目を離し、少し目を休ませてから、反対側の目も同様にチェックします。

図表4　アムスラーチャート

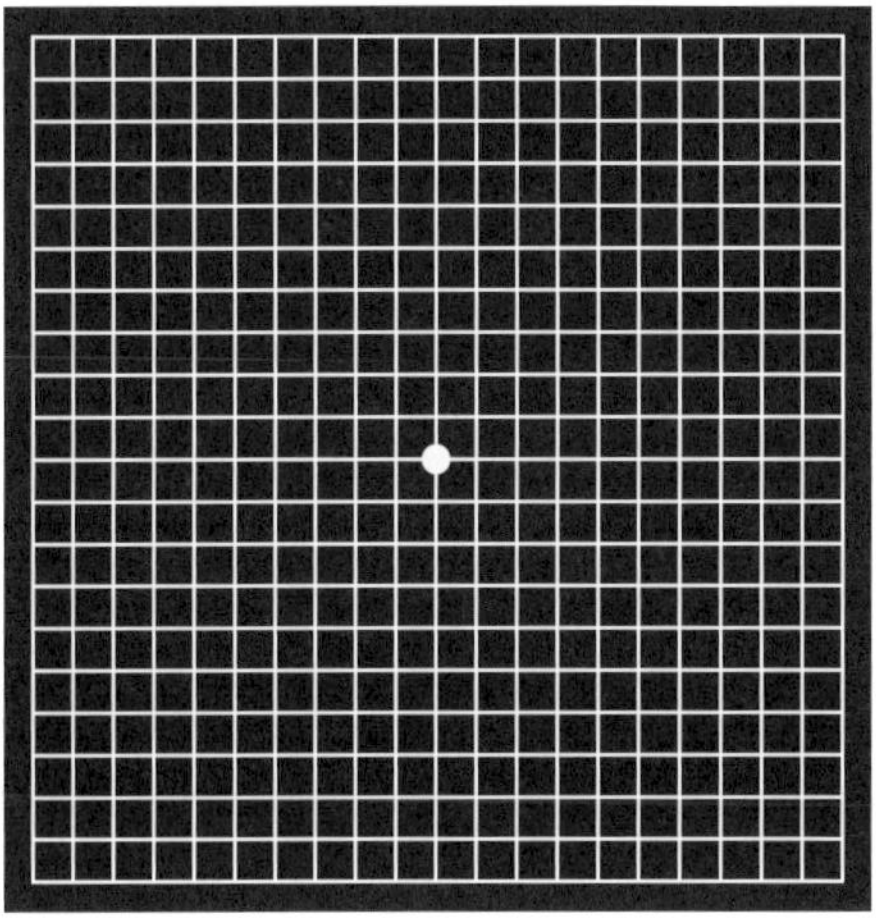

見え方例

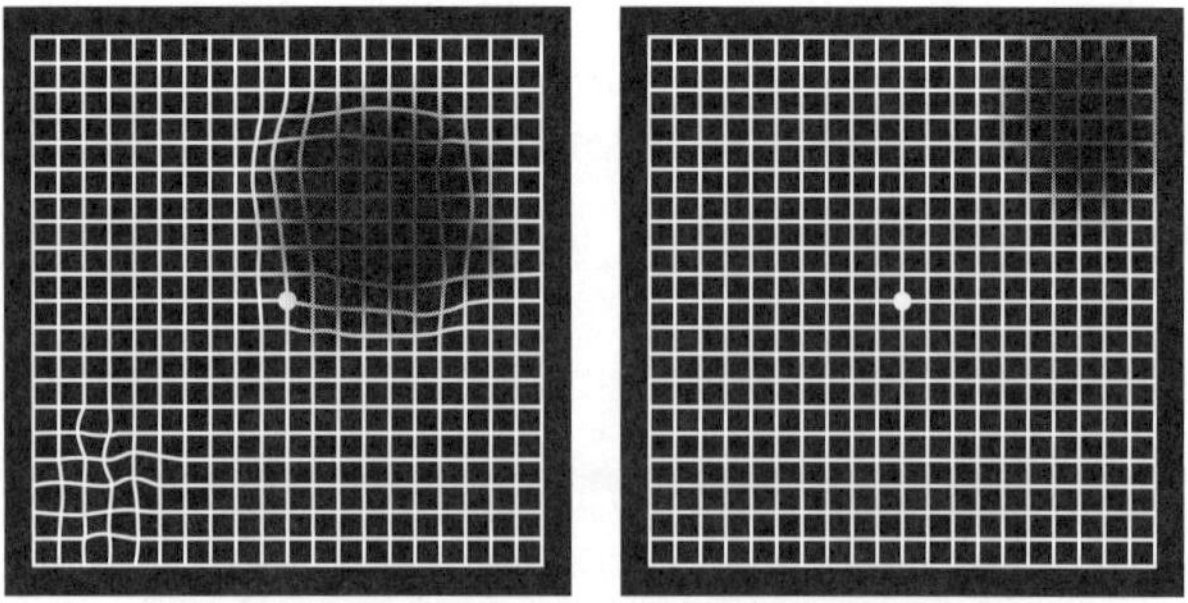

【セルフ診断】
・表の四隅が欠けて見える
・格子の直線がゆがんだり、波線に見えたりする
・線が消えている部分（暗点）がある
などの見え方がしたら、緑内障・黄斑変性の疑いがあります。

第4章

知らないと危ない「眼科選び」

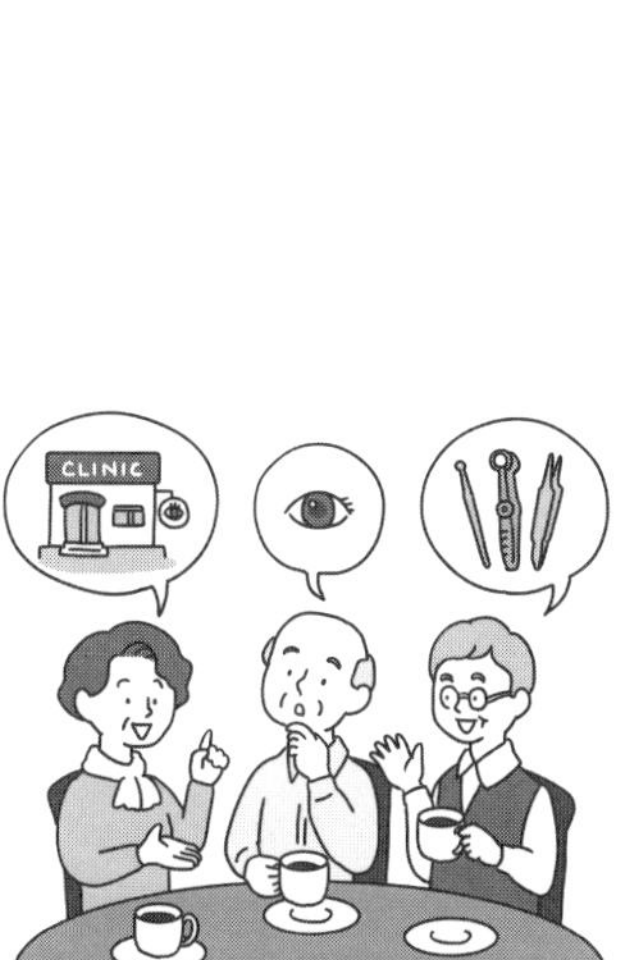

35

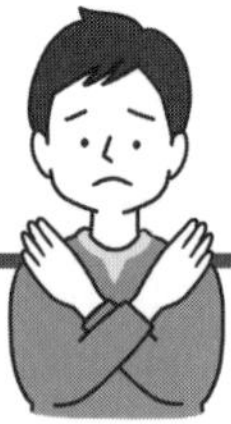

かかりつけの眼科医がいない

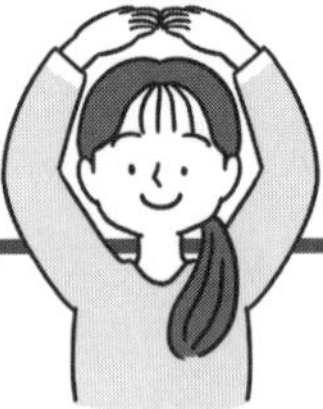

行きやすくて相性がいい眼科専門医を見つける

眼科専門医との付き合い方が、目の健康度を決める

みなさんには、眼科のかかりつけ医がいますか？

内科や歯科にはかかりつけ医がいるけれども、眼科にはいない、という人は多いのではないでしょうか。それどころか、最後にいつ眼科に行ったか思い出せない人もいるかもしれません。

特に今は、使い捨てコンタクトレンズなどはネットでもよく売られています。メガネを作るときも、メガネショップで気に入ったフレームを購入した流れで視力検査を行い、即日完成というパターンが多くなっています。

かつてはメガネを作るにもコンタクトレンズを購入するにも、まず事前に眼科に行って処方箋を出してもらったものでしたが、今はそうした「眼科に行く理由」すら激減してしまっているのです。しかし、それは単に一般の方々のなかで「眼科に行く必要性の実感」が薄れてしまっているだけで、眼科に行く必要性そのものが消滅したわけではありません。本来は今でも眼科で処方箋を出してもらうべきです。

目にとっては、やはり眼科専門医による定期的なチェックが欠かせません。年を重ねれば、誰の身にも確実に不調が起こってくるのが目という臓器です。それどころか、今までお話ししてきたように、若いうちでも、いつなんどき目の疾患にかかるかわかりません。

メンテナンスを怠った分だけ、あとあと困るのは自分自身です。にもかかわらず、ちょっとした不調や疾患のサインを放置する人、自覚していない人があまりにも多いと感じられてなりません。

いよいよ深刻な支障が生じてから初めて眼科を頼るよりも、長年、定期的に診てもらっている医師に相談できたほうが、はるかに心強いでしょう。医師としても、患者さんの経年変化を見ていたほうが的確な診断を下しやすいというのも事実です。

このように**医師のもとでメンテナンスを怠らず、可能な限り目の健康を保つことが、ひいては人生の質を保つことにつながっていきます。**これは眼科専門医として、改めて強調しておきたいことです。

というわけで、最終章となる本章では、目の健康度を大きく左右するといっても過言ではない「眼科専門医の選び方、付き合い方」をまとめておきましょう。

1～2年に一度は眼科検診を

「目の不調が続いている」「目の病気が見つかった」など、特に頻繁に通わなくてはいけない状況でなければ、検診は40歳を超えたら1～3年に1回、70歳を超えたら1年に1回は受けるようにしましょう。

40代を超えると、老眼、黄斑変性、緑内障の可能性が出てきます。また、70歳以上では約8割が白内障になるというデータもあります。「老化現象だから」と諦めず、なるべく目を健やかに保っていくためには、やはり定期検診が欠かせません。

特に近視のある人は「眼底カメラ検査」が検診の要です。

会社などの定期健診で、眼科項目に「眼底カメラ検査」が含まれている場合は、それだけで事足ります。眼底カメラ検査がオプションになっていたら、次からは迷わずつけるようにしてください。定期健診に眼底カメラ検査がない場合は、自主的に眼科で眼底カメラ検査を受けるといいでしょう。

何か不調がなければ病院に行ってはいけないと思っている人も多いかもしれませんが、そんなことはありません。「目の健康診断を受けたい。眼底カメラ検査をしてほしい」だけでOKです。

「眼科医」と「眼科専門医」とでは大違い

次に病院の選び方ですが、三つ、重要なポイントがあります。

まず一つめは、「眼科医」ではなく「眼科専門医」がいる病院を選ぶこと。

「眼科医」は、医師免許をもっていれば誰でも名乗ることができます。一概にはいえませんが、眼科の臨床経験が極めて少ない恐れがあります。一方、「眼科専門医」は眼科学会発行の免許をもつ、その名のとおり「眼科の専門医」です。

かかりつけ医は、これから長きにわたり付き合っていく医師であり、何かあったときに最初に駆け込むところです。ならば眼科だけを専門的に研究し、眼科の患者さんだけを診てきた医師のほうが安心であることは言うまでもないでしょう。

「有名病院」より「行きやすい病院」をかかりつけ医とする

二つめの重要なポイントは「行きやすい病院」を選ぶことです。

会社から行きやすい病院、自宅から近い病院、休日診療をしている病院、夜遅くまで診療している病院、よく行くショッピングモールに入っている病院など、自分自身の都合に合う病院を選んでください。

最も重視すべきは「医師の腕」だと思っていた人にとっては、かなり意外な話でしょう。しかし、いくら「腕がいい」と評判の医師を見つけても、自分が行きづらいところにあったら、いやでも足が遠のいてしまいます。これでは本末転倒です。

病院側としても、手術に定評にあるようなところは、検診のみの診療は受け付けていなかったり、紹介状が必要だったりする場合があります。

次項でも述べますが「手術の実績」や「手術の評判」が重要になってくるのは、実際に手術を要するような病気になってからです。それまでは、「定期的に眼科に行くこと」「眼科から足が遠のかないこと」が、目の健康維持のためには一番大事なのです。

そうはいっても、「腕の悪い医師に、大切な自分の目を任せたくない」と思われるかもしれません。ここは誤解を恐れずに言うと、今は検査機器が進化しているおかげで、検診くらいのことならば、あまり医師の腕の差はあらわれないのです。

むしろ「腕」よりも重視したいのは、「医師との相性」です。これが眼科選びの三つめの重要ポイントです。

威圧感があって正直に話しづらい、話が通じない、ちゃんと向き合ってくれている感じがしない、何となく相性が悪い気がする……などなど、感覚的なところで問題がないことも、定期的に通い続けるためには重要なのです。

まとめると、眼科選びのコツは、「行きやすい場所にある、自分との相性が悪くない眼科専門医」を選ぶこと、といっていいでしょう。

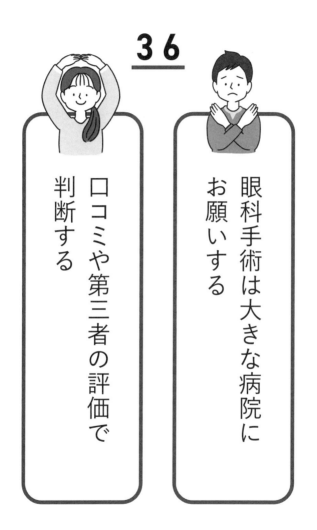

36

眼科手術は大きな病院にお願いする

口コミや第三者の評価で判断する

地元で評判の医師は腕がいい

定期検診を受ける、あるいは不調を感じたときに最初に相談するのは「通いやすくて、自分との相性が悪くない眼科専門医」でいいのです。しかし、これが緑内障や白内障で手術を受けるとなると、また話は変わってきます。

内科の場合は、病気の診断や投薬治療は自分のところで行い、手術が必要となったら外科に引き継ぐという具合に役割が分かれています。この役割分担が眼科には存在しません。

かといって、眼科の手術が簡単なわけではありません。医師の手技によって結果が大きく分かれるような、難しい手術もたくさんあります。例えば世界で最も多く行われているのは、50歳以上の半分、70歳以上の8割が罹患する白内障の手術ですが、出来栄えは医師の腕次第です。

かかりつけの眼科専門医と、手術を任せる眼科専門医は別物と考えるべきということです。

かかりつけの眼科専門医を選ぶポイントは、前項でお話ししたとおりです。

では、手術を任せる眼科専門医はどう選んだらいいのでしょうか。**一番参考になるのは、地元の口コミです。地元で評判の医師は腕がいいと見て間違いないでしょう。**

こういうと、地元の口コミなんて耳に入ってこないと思われそうですが、おそらくそれは、まだ自分自身が白内障にかかるような年齢に達していないからでしょう。

年齢を重ね、当事者意識が高まるにつれて、地元の口コミに自然とアンテナが立ちます。身近な同世代にも「手術を受けた」「検討している」という人がちらほら増えてきて、情報共有がなされるようになるはずです。

難易度の高い手術の実績を見る、患者の会で情報収集する

白内障に限っていうと「網膜硝子体手術」の実績の有無も一つの目安になります。

網膜硝子体手術とは、万が一、白内障の手術後にトラブルが生じたときに、追加で必要になる手術です。

もちろん白内障手術だけをしている医師でうまい人はたくさんいるわけですが、なかなか参考になる情報が少ないため一つの指標にはなるかと思います。

白内障には、保険診療の手術と自由診療の手術があります。違いは使用するレンズなのですが、誰にとっても高価なレンズのほうがいいとは限りません。

レンズの特質を理解し、医師とよく相談したうえで、自分のニーズに応じて選択することが重要です。そこで、ろくに「患者さんがどうなりたいか」を聞かずに、自由診療の手術をすすめてくるような眼科専門医は、あまり信用できません。

また、緑内障の場合は、「緑内障フレンド・ネットワーク」で情報収集するのも一つの方法です。

というのも、緑内障は白内障よりも実施件数が少ないのです。つまり緑内障の手術の実績を積んでいる医師も患者も比較的少ない分、白内障と違って情報源が限られているため、腕のいい医師を探し当てづらいのです。

緑内障フレンド・ネットワークならば、同病の人たちが集い、情報を持ち寄っているので、効率的に有用な情報を得られるでしょう。

医師探しというと、ネットで情報収集する人も多いと思います。ですが、あまりおすすめしたくはありません。

ネットでの情報収集は、眼科のサイトを見る、医療系の口コミサイトを見る――この二つでしょう。

まず眼科のサイトですが、手術の実施件数が掲載されていたら、一応は参考になります。しかし、比較したいのであれば**第三者が出している手術件数の表などを見たほうがいいでしょう。**自分で表記している件数よりはそのほうが信頼に足ります。あまりにもホームページなどで「自院はすごい」と宣伝していると、なぜそこまで自分で持ち上げるのかなと医師目線からちょっと不安になります。

また、患者さんは高齢者がほとんどです。一方で、口コミサイトに書くのは若い人が大多数で（高齢者もいますが）、実際の患者層とはかけ離れていることが多くあります。他の医者からすごく能力が高いと評判の先生でも評価が低かったり、逆もよくあるのが現実です。

37

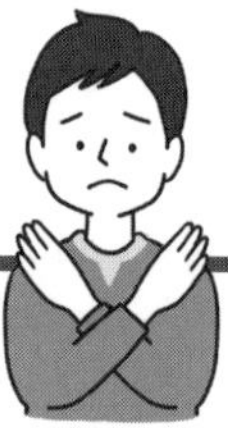

手術のことはすべて
眼科専門医に任せる

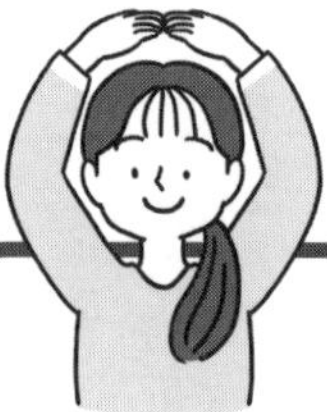

自分のニーズを把握して
しっかり医師と相談する

白内障の手術では、「狙い」に応じて入れるレンズを選ぶ

自分の目の将来は医師との出会いにかかっている。ひとたび腕のいい眼科専門医を見つけることができれば、後はお任せ。

これでいいなら、もう自分では何も考える必要がないので楽でしょうが、実際のところ、この発想では後悔する羽目になりかねません。

現に、こんな興味深い研究報告もあります。

緑内障の治療においては、事前に知識を得なかったグループよりも、事前に知識を得たグループのほうが、高い治療効果を上げているというのです。知識を得るという患者さん自身の主体性が、治療効果に関係するというわけです。

何より考慮しなくてはいけないのは、眼科手術は「成功・不成功」を一概に語れないということです。例えばガンの手術ならば、誰が患者であっても「病巣を取り除ければ成功」です。しかし眼科の手術は、そうシンプルではないのです。

特に顕著なのは白内障の手術です。

簡単に説明すると、白内障の手術は、汚れてしまった生来のレンズをきれいな人工レンズに取り換えるというものです。この手術自体の難易度は、そこまで高くありません。

ただし新たに入れるレンズにはいくつかの選択肢があり、レンズによって術後の見え方が違います。単にレンズの性能や質の良しあしではなく、患者さん側の「狙い」によって、選ぶべきレンズが異なるということです。

保険診療だと、「遠くが見えるレンズ」「中間が見えるレンズ」「手元が見えるレンズ」など狙いを決めて選びます。すべて、おおよそ3万円です。

保険適用のレンズだと、見える距離を一つだけ選ぶことになるため、術後はメガネが必要になります。「遠く」を選んだら「手元」~「中間」はメガネ、「中間」を選んだら「遠く」「近く」はメガネ、「近く」を選んだら「中間」~「遠く」はメガネ、という具合です。

そこで例えば、「普段、遠くを見ることが多いのに、手元が見えるレンズを入れてしまった」としたら、その患者さんは術後、遠くを見るためにずっとメガネをかけなくてはいけなくなります。

一方、自由診療や選定療養といって別途費用がかかるレンズもあります。値段も数十万〜100万円近くしますが、これらのレンズは遠くも中間も近くも見えるようになるため、メガネは不要になります。

ただし、高額なレンズはすべての距離が見えるようになる代わりに、保険診療のレンズに比べると鮮明度が落ちるのです。検査値の視力は1・0まで上がっても、ハッキリクッキリと見えるようにはなりません。運転中に対向車のライトがやたらとまぶしく見えるなど、光に対して過敏になる場合もあります。

望みどおりの結果を得るには、人任せではいけない

3万円のレンズと100万円のレンズを並べられたら、100万円のレンズのほうが上質だと思ってしまうものでしょう。とうてい手が届かない金額なら選択肢にも入りませんが、かなり奮発して高額なレンズを選ぶ人もいると思います。

しかし実際のところ、高額なレンズには、先に述べたような特徴があるわけです。その事前の知識や情報を得ることなく、医師にすすめられるまま「高価なレンズのほうがいいに決まってる」と期待して選んだら、どうなるでしょうか。

「ハッキリクッキリ見えるようになると期待したが、そうでもない」という不満が残りかねません。

こうした「本当はどう見えるようになりたかったのか」との食い違いこそ、「レンズを取り換える」という手術そのものは成功しているのに、患者さんが「手術は失敗だった」と感じる主な原因です。

白内障の手術で「満足」という成功を得るためには、事前の「狙い」のすり合わせが欠かせません。つまり、「自分はどう見えるようになりたいのか」というニーズをしっかり自身で把握し、担当医師に明確に伝え、レンズ選びをする必要があるということです。となると「眼科専門医にお任せ」ではダメなのです。

狙いをすり合わせてもなお、100パーセント狙いどおりの結果が得られるとは限りません。レンズとの相性には患者さんの個人差もあるため、多少の誤差が生じる可能性があることも理解しておいてください。

緑内障手術は「将来的な失明を予防する」ためのもの

緑内障の手術は「見えるようにするもの」ではありません。

かなり進行してから施される重めの術式だと、むしろ手術後の視力は術前より下がる一概にはいえませんが、例えば0・6あった視力が手術によって0・1まで下がることさえあります。

では何のために手術をするのかというと、「将来的にもっと見えなくなる」、さらには「失明する」のを予防するためです。

手術というと「治すもの」――「今ある不調を消すもの」「今ある不具合を解消するもの」というイメージが強いと思いますが、特に眼科の場合は、必ずしもそうとは限りません。

緑内障の手術は「見えるようになること」が成功ではなく、「将来的な失明のリスクが下がること」が成功です。その成功に伴うものとして、以前より視力が下がるという点は受け入れる必要があるのです。

術後に「こんなはずじゃなかった」と思う事態を避けるには、患者さん側にも、手術の目的や特質、リスクなども理解したうえで受けるという主体的な姿勢が求められます。

やはり担当医師任せにせず、ある程度は自分でも知識や情報を集めつつ、医師ともよくよく話すことを重視してください。

もちろん、医師の説明などに不安を感じたら、他の医師にセカンドオピニオンを求めるのもありです。今の医師にセカンドオピニオンを求めたい旨を伝え、必要な情報は提供してもらいましょう。

別の医師の意見も聞きたいと伝えるのは勇気がいると思います。不安を感じるかもしれません。しかし、そこで不機嫌になったり高圧的な態度をとったり、あろうこと

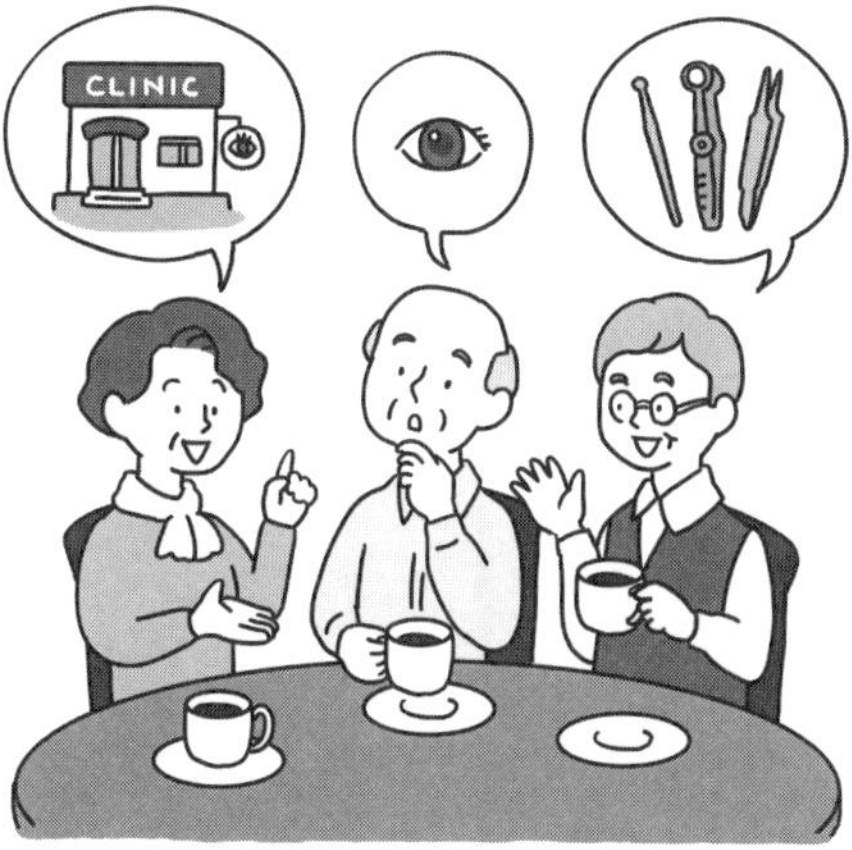

か紹介状を出すことを拒否したりする医師は信用できません。むしろ迷わず、早急に別の医者の元へ行くのが正解でしょう。

38

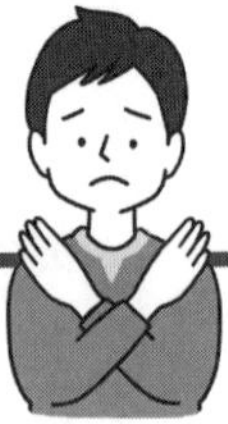

個人の判断でジェネリックの目薬を選んでもいい

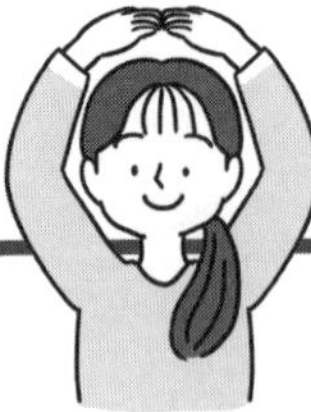

ジェネリックの目薬を選んだら、医師にも報告が必要

目薬は0・1パーセントの有効成分「以外」の成分が重要

医師が出した処方箋を薬局にもっていくと、「ジェネリック医薬品が存在するものはジェネリックにしますか」と確認されます。

ジェネリック医薬品とは、新薬（先発医薬品）の特許切れに伴い、開発した会社以外の製薬会社が製造、販売している薬のことです。

新薬と同じ有効成分を使用し、品質、効き目、安全性、すべてにおいて新薬と同等、製品によっては新薬以上に服用しやすいなどの改善が加えられており、それでいて新薬よりもかなり安価というのがジェネリック医薬品の特徴です。

そのため、「同じ有効成分で、より安いのなら」とジェネリックを選ぶ人も多いのではないでしょうか。しかし目薬に限っては注意が必要なのです。

新薬とジェネリックとでは有効成分に違いはありません。この点は、もちろん目薬も同じです。ただし目薬の場合、問題は「有効成分以外の成分」です。

目薬に含まれる有効成分は、実は0・1パーセント程度です。

例えばアレルギー性結膜炎などに処方される「ヒアレイン点眼液0・1パーセント」という目薬がありますが、製品名にある「0・1パーセント」とは、「有効成分のヒアレインが0・1パーセント含まれている」ということです。では99・9パーセントは何かというと、「緩衝剤」や「防腐剤」など有効成分ではないさまざまな成分です。

緩衝剤は、いってみれば薬のバランサーのようなものでpHというのを整えてくれます。防腐剤は薬が腐らないようにするものです。ジェネリック医薬品の要件は「新薬と同じ有効成分を使うこと」ですから、新薬とは違う緩衝剤が使われているジェネリック目薬のほうが一般的です。

ところが、実は緩衝剤の配合によって、0・1パーセントの有効成分の効き方が違う場合があるのです。

ジェネリックの目薬には効き目がないということではありません。ただし、有効成分が同じだからといって、効き目も同じとは限りません。むしろジェネリックのほうが効くことさえあります。今後、目の不調で眼科を受診し、目薬を処方されたときのために、この点は、ぜひ覚えておいてください。

医師との情報共有が目の健康に直結する

薬局で患者さんが新薬を買ったのか、ジェネリック医薬品を買ったのか、医師は患者さん自身の申告がなければわかりません。

そうなると、例えば目薬を処方した後、望ましい治療効果が上がらなかった場合、医師は別の原因や病気の可能性を考えます。そして別の診断のもとで治療方針を再検討し、処方内容も変えるでしょう。

しかし、順調に治療効果が上がらなかったのは、別の原因や別の病気があるからではなく、ひょっとしたら、単純に患者さんが新薬ではなくジェネリック目薬を使ったからかもしれません。

こうして、「ジェネリック目薬を使った」という情報が共有されなかったために、本当は最初の診断が合っていたにもかかわらず、別の診断、別の治療方針へとズレていってしまう可能性があるのです。

中には、あらゆる可能性を想定し、自分から患者さんに「薬局でどの薬を買ったのか」と尋ねる医師もいるかもしれません。が、おそらくは、そこまで思い至らない医師がほとんどだと思われます。

薬にも相性がありますから、もちろん、たまたまジェネリック目薬を選んだことで望ましい治療効果を得られることもあります。その場合も、ジェネリック目薬を使ったことは、ぜひ医師に伝えてください。こうしてカルテに蓄積される記録は、そのまま「自分と薬の相性の記録」となり、いずれ役立つこともあるでしょう。

また、内服薬と違って目薬は「1回あたりの分量」が人によって違います。

内服薬を指定量の2倍飲む人はいません（そんなことをしたら危険です）が、目薬は、1回あたり1滴だけ差す人もいれば、2滴差す人も3滴差す人もいます。となると目薬が減るスピードは、単純計算で2倍、3倍になります。

医師としては、1回あたり2滴、3滴差す人には、1滴だけ差す人の2倍、3倍の量を処方する必要があります。ですから、次の診察までに目薬を切らしてしまわないよう、「目薬の残量」も併せて医師に伝えるといいでしょう。

39

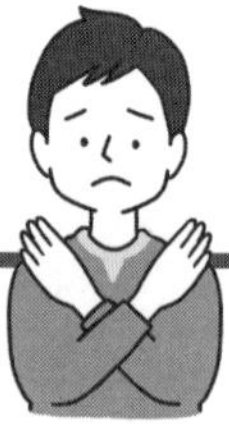

日本の眼科は
世界に比べて劣っている

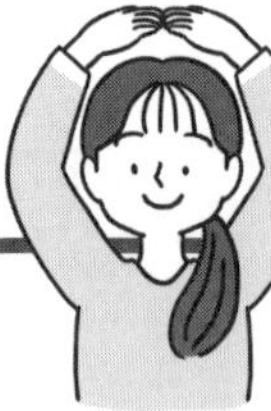

ひとくくりに比較は
できないので、
日本以外の視点をもつ

多様な「世界」を一緒くたに語ることはできない

世界を引き合いに出して「日本の眼科は劣っている」と強調する。そういう眼科専門医がいることは事実ですが、そうした部分もあるし、そうでもない部分もあります。つまり遅れている、優れていると言い切れるほど世の中は単純ではありません。

私は英語が得意ではないのですが、私の元には各国から患者さんが来てくれます。現地の紹介状を持ってくる人もたくさんいます。海外から来た患者さんの話を聞くと本当に千差万別です。あくまで私の元に来た患者さんの経験でいうと、カナダやアメリカはあまり細かく診てもらえず、苦労している患者さんが多い一方、一部の施設では驚くほどしっかりとした治療がされている場合もあります。

アジアの場合は非常にばらつきが多いと感じます。では、おしなべてダメかというと、意外と「日本の医療機関よりかなりしっかりしている先生」も一部いるようです。

ヨーロッパだとドイツの先生はかなりしっかり検査してくれていました。その他の国では診察期間がちょっと空いていて、ケアが足りていないなという印象です。イギリスだと受診自体が難しくて治療ができないという患者さんが複数いました。

さてこうして見てみて、「世界」とは何なのでしょう。

眼科の医療界は分野が細分化されています。例えば、緑内障の治療ではこの国が進んでいる、白内障の治療ではこの国が進んでいる、という具合に国によって得意分野が違います。

また「世界の眼科は日本より優れている」といっても、「優れている」の観点が平均値なのか最高値なのかで大きく変わります。

例えばアメリカの眼科は、最高値を見れば世界最高レベルですが、平均値は世界最低レベルです。アメリカは日本のような国民皆保険ではありません。そんななか高額な医療費を支払える一部の富裕層は、「一人ひとりに寄り添ってしっかりと説明をする超一流医師」「最新の医療機器を備えた有名病院」による世界最高レベルの医療を受けています。

しかし、その一方で、必要最低限の薬と検査で治療を受けている方もいました。薬の費用の関係上、別のところから薬を買っているという患者さんもいました。そういう病院のすべてが劣悪とはいいませんが、一流とはいいがたいでしょう。

ですから最高値で見れば世界最高レベルでも、平均値で見ると世界最低レベルになってしまうというわけです。もとより大きな経済格差のあるアメリカには、医療にも同様の格差があるのです。

また、国によって緑内障や白内障の手術で用いられるメジャーな術式も違えば、使われている機器も異なるなど、何をとっても「世界」とひとくくりにして単純に日本と比較することはできません。

世界を気にして心配しすぎないこと

ただ、海外の実態を知り、日本以外の視点をもつということは大切です。

そして、実際に海外に行ったことがある医師のほうが信頼できることは確かでしょう。日本の医師の中には「緑内障のスペシャリストになりたい」「白内障のスペシャリストになりたい」という明確な目的意識をもって、その分野で進んでいる海外の大学に数年留学し、知識や技術を修得してきた医師もいます。その経歴を医師選びの一つの目安にするのはありだと思います。ただ、そういう先生や一生懸命な先生に限って、留学経験や海外での経験をひけらかさないことが多いものです。理由としては多くを見れば見るほど、さらに優れた人はたくさんいるということに気づかされるからだと思います。結果として、優れた先生ほどなかなかホームページなどでは喧伝されておらず、経歴にさらっと書いてあるというのが常です。

また、私からみても「非常に手術がうまくて、とてもかなわないな」という先生がたくさんいます。けれどもそういう先生に限ってあまり表に実績を出さないので、そのあたりが難しいところだなと思います。

いずれにせよ、「日本の眼科は劣っている」という言葉に惑わされず、口コミや第三者の評価をもとに自分の意思で決めることが大切です。

目の健康を守るのは自分自身です。みなさんが本書も参考にしながら正しい知識を取り入れ、よりよい生活を送っていけることを願っています。

著者略歴

平松 類（ひらまつ・るい）

眼科医／医学博士

愛知県田原市生まれ。二本松眼科病院副院長。受診を希望する人は北海道から沖縄まで全国に及ぶ。専門知識がなくてもわかる歯切れのよい解説が好評でメディアの出演が絶えない。「あさイチ」、「ジョブチューン」、「バイキング」、「林修の今でしょ！講座」、「主治医が見つかる診療所」、「生島ヒロシのおはよう一直線」、「読売新聞」、「日本経済新聞」、「毎日新聞」、「週刊文春」、「週刊現代」、「文藝春秋」、「女性セブン」などでコメント・出演・執筆等を行う。Yahoo!ニュースの眼科医としては唯一の公式コメンテーター。YouTubeチャンネル「眼科医平松類」は20万人以上の登録者数で、最新情報を発信中。著書は『1日3分見るだけでぐんぐん目がよくなる！ガボール・アイ』『老人の取扱説明書』『認知症の取扱説明書』（SBクリエイティブ）、『老眼のウソ』『その白内障手術、待った！』（時事通信出版局）、『自分でできる！人生が変わる緑内障の新常識』（ライフサイエンス出版）など多数。

SB新書　630

眼科医《がんかい》が警告《けいこく》する
視力《しりょく》を失《うしな》わないために
今《いま》すぐやめるべき39のこと

2023年9月15日　初版第1刷発行

著　　者　平松《ひらまつ》 類《るい》
発 行 者　小川 淳
発 行 所　SBクリエイティブ株式会社
〒106-0032　東京都港区六本木2-4-5
電話：03-5549-1201（営業部）

装　　丁　杉山健太郎
イラスト　しゅんぶん
本文デザイン
D　T　P　株式会社キャップス
編集協力　福島結実子（アイ・ティ・コム）
編　　集　齋藤舞夕（SBクリエイティブ）
印刷・製本　大日本印刷株式会社

本書をお読みになったご意見・ご感想を下記URL、
または左記QRコードよりお寄せください。
https://isbn2.sbcr.jp/21841/

落丁本、乱丁本は小社営業部にてお取り替えいたします。定価はカバーに記載されております。
本書の内容に関するご質問等は、小社学芸書籍編集部まで必ず書面にて
ご連絡いただきますようお願いいたします。
©Rui Hiramatsu 2023 Printed in Japan
ISBN　978-4-8156-2184-1